Apfelessig

Die 50 besten Rezepturen zum Heilen und Pflegen mit Apfelessig

Zur Behandlung von Atembeschwerden bis Zahnkrankheiten

Zur Entschlackung des Körpers von Giftstoffen

Praktische Haushalts- und Küchentips

Südwest *kompakt*

Inhalt

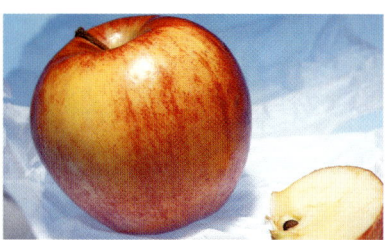

Die natürliche Heilkraft des Apfelessigs nutzen.

Rezepturen und Anwendungen zur Schönheitspflege 56

Rezepturen für den Haushalt 62

Heilen mit Apfelessig

Das zunehmende Interesse in weiten Teilen der Bevölkerung an alternativen Heilmethoden hat einem alten Hausmittel zu neuen Ehren verholfen. Gemeint ist der Apfelessig, der im Wortsinn wieder in aller Munde ist. Und das aus gutem Grund. Denn der saure Muntermacher, auf den bereits unsere Urgroßmütter schworen, ist nicht nur zum Würzen oder Einmachen gut.

Vielmehr ist der Apfelessig eine Art Gesundheitselixier, das, regelmäßig eingenommen, unser Wohlbefinden steigert und viel dazu beitragen kann, rundum gesund zu bleiben. Darüber hinaus haben sich innerliche und äußerliche Anwendungen mit Apfelessig als heilend oder zumindest hilfreich bei den unterschiedlichsten Beschwerden und leichteren Erkrankungen erwiesen.

Heute greifen immer mehr Menschen nicht mehr bedenkenlos zu starken Antibiotika oder massiven Schmerzblockern, die vielfach mit einer Reihe von unerwünschten Nebenwirkungen verbunden sind. Oft kann man es erst einmal mit einem sanfteren Mittel, z. B. Apfelessig, versuchen, der in früheren Zeiten, vor der »Aspirinära«, in jeder Hausapotheke seinen festen Platz hatte. Es lässt sich kaum eine Sammlung alter Haus- und Heilmittel finden, in der von der Heilkraft des Apfelessigs nicht die Rede ist. Besonders bei Verdauungsstörungen, Kopf- und Gliederschmerzen, bei Magenverstimmungen, Schlafstörungen, Erkältungen, Husten, rheumatischen Erkrankungen, Gicht und Wetterfühligkeit, bei Erschöpfungszuständen oder Nieren- und Blasenproblemen hat er sich bewährt.

Wirksame Volksmedizin

Eine Beurteilung seitens der Medizin wurde dem Apfelessig erstmals zu Beginn des 20. Jahrhunderts in den USA zuteil. Verschiedene Ärzte, allen voran Dr. D.C. Jarvis, nahmen die überlieferten Heilmethoden der so genannten Vermonter Volksmedizin genauer unter die Lupe. Das Herzstück dieser von Generation zu Generation weitergegebenen Volksheilkunde waren Behandlungen oder Kuren mit Apfelessig, mit deren Hilfe sich die Bevölkerung vor Krankheiten wappnete. In der Zusammenfassung seiner Ergebnisse schrieb Dr. D.C. Jarvis über die Vermonter Anwendungen, »dass sie ebenso gut, ja oft besser wirkten als die von der klassischen Medizin empfohlenen«.

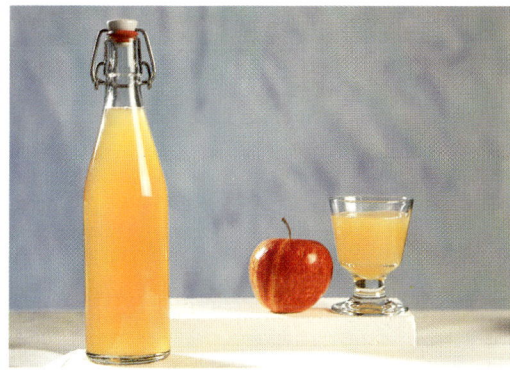

In Apfelessig werden die Vitalstoffe des Apfels mit der Heilwirkung von Essig kombiniert.

Wofür Apfelessig gut ist

Apfelessig entfaltet im Organismus eine Vielzahl von positiven Wirkungen. Er regt das Stoffwechselgeschehen an, steigert den Speichelfluss und die Aktivität der Bauchspeicheldrüse, macht auf Dauer eingenommen den Darm gesünder und wirkt günstig auf hohe Cholesterinwerte ein. Er reguliert das Säure-Basen-Gleichgewicht, verbessert die Durchblutungsleistung, erleichtert Entschlackungs- und Entgiftungsprozesse und hilft beim Fettabbau.

Mit etwas Apfelessig täglich versorgen wir uns mit wichtigen Mineralien und Spurenelementen wie Kalium, Kalzium, Magnesium, Phosphor oder Eisen, mit gesunden Ballaststoffen wie Pektin oder Pottasche, dazu mit Aminosäuren, Aromastoffen, Vitaminen (A, B, C, E) und vielen anderen Vitalstoffen.

Apfelessig ist insgesamt gesehen ein Cocktail aus über 100 Inhaltsstoffen, denen selbst die moderne Ernährungswissenschaft noch längst nicht alle Geheimnisse entlockt hat. Die Mischung ist es, die dem Apfelessig seine überaus positive Wirkung verleiht. Das Ganze ist mehr als die Summe seiner Teile.

Heilwirkung der Essigsäure

Besonders die Essigsäure im Apfelessig hat in vielerlei Hinsicht eine heilende Wirkung. In Form von Dämpfen (aus erhitztem Apfelessig) tötet sie Bakterien ab, die die Atemwege befallen. In Umschlägen oder direkt aufgetragen wirkt sie desinfizierend bei

Verbrennungen, Wunden, Sonnenbrand, Insektenstichen oder im Urlaub nach dem Kontakt mit einer Nesselqualle.

Im Inneren unseres Organismus bekämpft sie eingedrungene Bakterien, die sich vor allem im Darm ausbreiten und dann für Beschwerden verantwortlich sein können, die von Kopfschmerzen, depressiven Verstimmungen und chronischer Erschöpfung bis hin zu Ekzemen, Furunkeln oder Herz- und Kreislaufbeschwerden reichen.

Die Bedeutung des Kaliums

Apfelessig ist reich an Kalium, (100–140 Milligramm/Milliliter) und eine Reihe seiner positiven Wirkungen auf den menschlichen Organismus ist mit der Zufuhr von Kalium zu erklären. Obwohl Kalium eigentlich ein silberweißes Metall ist, kann man es leicht mit einem Messer zerschneiden. Fast drei Prozent der Erdrinde bestehen daraus. Ohne Kalium gäbe es weder menschliches noch tierisches oder pflanzliches Leben. Denn Kalium ist in allen Lebewesen ein notwendiger Bestandteil der Zellflüssigkeit. Es sorgt dafür, dass die Zellen ausreichend mit Flüssigkeit durchspült werden, was zum einen Nährstoffe heran- und zum anderen Zellabfälle wegschafft. Ohne Kalium würden unsere Zellen absterben, so wie Pflanzen eingehen, die nicht genügend Kalium aus dem Boden ziehen können. Bei Kaliummangel z. B. in Folge starken Durchfalls wird man kraftlos, die Muskeln erschlaffen, Herz und Kreislauf arbeiten dann nur

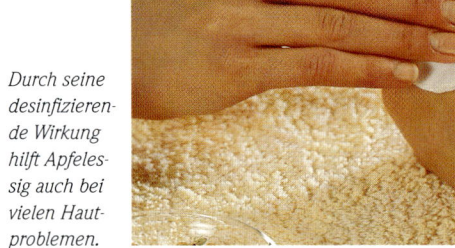

Durch seine desinfizierende Wirkung hilft Apfelessig auch bei vielen Hautproblemen.

noch auf Sparflamme. Bei einer lang anhaltenden Unterversorgung mit Kalium stellt sich völlige Apathie ein.

Kalium hat auch eine wichtige Funktion in unserem Flüssigkeitshaushalt. Es wirkt entwässernd und harntreibend und erleichtert somit die Entgiftungsarbeit des Körpers. Zudem entfaltet es in den Körperflüssigkeiten eine antibakterielle Wirkung. All diese Eigenschaften machen Kalium aus volksmedizinischer Sicht zu einer Art Schlüsselmineral. Wer bis ins hohe Alter kraftvoll und gesund bleiben möchte, sollte stets auf eine ausreichende Kaliumzufuhr achten. Regelmäßige Apfelessigeinnahmen können dazu einen wichtigen Beitrag leisten.

Der Tagesbedarf an Kalium beträgt ein bis drei Gramm (1 000–3 000 Milligramm). Sehr reich an Kalium sind beispielsweise Meeresalgen, Avocados, Rosinen und Brokkoli.

Wertvolles Apfelpektin

Pektin ist eine Art Kittsubstanz in Fruchtfleischzellen. Immer wenn man also Früchte, naturtrübe Fruchtsäfte oder naturtrüben Apfelessig konsumiert, nimmt man eine Dosis davon auf. Es kann auch technisch aus Äpfeln, Aprikosen oder Zitrusfrüchten gewonnen werden und dient dann als Geliermittel. Innerhalb unseres Organismus wirkt Pektin als Ballaststoff, regt die Verdauung an und schützt die Darmwände vor entzündlichen Prozessen. Auch für die Ausscheidung von Giften wie dem Schwermetall Blei ist Pektin bedeutsam.

Speziell dem Apfelpektin ist darüber hinaus von der Universität Wien eine cholesterinsenkende Wirkung bescheinigt worden. Denn Apfelpektin bindet Gallenflüssigkeit, die zum Teil aus Cholesterin besteht. Bei der lebensnotwendigen Neubildung der Gallenflüssigkeit muss dem Blut Cholesterin entnommen werden, was hohe Cholesterinwerte des Blutes mit der Zeit normalisiert. Das verbessert die Fließfähigkeit des Blutes und bewahrt die Blutgefäße eher vor schädlichen Ablagerungen, vor so genannten Verkalkungen. Wer täglich Äpfel isst oder Apfelessig einnimmt, spürt schon bald die Folgen einer besseren Durchblutung, wie gesteigerte Konzentrationsfähigkeit, besseres Gedächtnis, mehr Leistungskraft und Vitalität.

Ein Produkt der Erfahrungsheilkunde

Apfelessiganwendungen beruhen auf den guten Erfahrungen, die man damit seit vielen Generationen gemacht hat. Darauf kann man sich in der Regel verlassen. Doch eines gibt es zu bedenken: Apfelessig ist kein Medikament. Sobald also eine ernsthafte Erkrankung, eine mit Fieber einhergehende Entzündung vorliegt, oder wenn sich Beschwerden wie Husten oder Durchfall über mehrere Tage erstrecken, sollte unbedingt ein Arzt zurate gezogen werden.

Sie können natürlich auch dann (im Einvernehmen mit dem behandelnden Arzt), Ihre Apfelessigtherapie in den meisten Fällen fortführen.

Achten Sie aber bitte darauf, wie der Apfelessig Ihnen bekommt. Wenn leichte Beschwerden wieder abklingen, ist das der beste Beweis für die Wirksamkeit dieses alten Hausmittels. Sollte die Apfelessigtherapie bei Ihnen jedoch einmal nicht die gewünschte Wirkung zeigen, sollten Sie es mit einem anderen Mittel versuchen. Denn natürliche Produkte wie Apfelessig sind nicht standardisiert. Es ist also durchaus möglich, dass sich nicht bei jedem Benutzer exakt die gleiche Wirkung zeigt.

Bei den meisten Menschen haben die Apfelessiganwendungen aber überzeugend bewiesen, wie recht schon unsere Altvorderen mit ihren bewährten Rezepturen hatten.

Kuren mit Apfelessig

Das Grundrezept ist einfach: Sie nehmen über einen längeren Zeitraum – mindestens sechs, besser zwölf Wochen lang – täglich ein Getränk ein, das aus einem Glas Wasser mit zwei Teelöffeln Apfelessig und ein bis zwei Teelöffeln Honig besteht. (Mancher verzichtet auf die wertvollen Inhaltsstoffe des Honigs und benutzt lieber Süßstoff.) Man trinkt die säuerliche Mixtur am besten morgens gleich nach dem Aufstehen noch vor dem Frühstück. Wer mag, trinkt im Laufe des Tages noch ein weiteres Glas. Das lindert so manches Zipperlein und dient ganz allgemein der Erhaltung der Gesundheit. Viele, die diese gute Angewohnheit ihr ganzes Leben lang beibehalten haben, sind noch im hohen Alter bei bester körperlicher und geistiger Gesundheit.

Gegen viele Beschwerden

Kuren mit Apfelessig haben sich bewährt als Vorbeugungs- und Heilmittel bei chronischer Müdigkeit, Schwindelgefühlen und Ohrgeräuschen, Schlafstörungen, Wetterfühligkeit, rheumatischen Erkrankungen, Gicht, überhöhten Cholesterinwerten, Steinbildungen im Körper sowie bei allen Beschwerden, die ursächlich

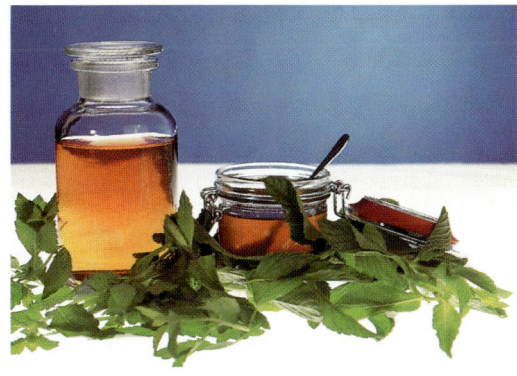

Ein morgendliches »Gesundheitselixier« lässt sich einfach und schnell aus Wasser, Honig und Apfelessig zusammenstellen.

auf einen überforderten Darm zurückgehen können wie Kopfschmerzen, Hautunreinheiten, depressive Verstimmungen oder eine nachlassende Libido. Apfelessigkuren eignen sich auch zur Unterstützung von Schlankheits- und Entschlackungskuren.

Worauf zu achten ist

Apfelessig ist ein Naturprodukt; somit ist seine Qualität nicht immer gleich. Da alle Inhaltsstoffe der Äpfel in den Apfelessig übergehen, ist eine sorgfältige Auswahl der Äpfel sehr wichtig. Ihr Apfelessig sollte aus Äpfeln gemacht sein, die frei von Schädlingsbekämpfungsmitteln sind, keine Wachstumschemikalien zugesetzt bekamen und nicht mit konservierenden Wachsschichten versehen wurden. Das garantieren normalerweise nur noch Äpfel aus biologischem Anbau, am besten von Streuobstwiesen. Achten Sie beim Essigkauf auf entsprechende Vermerke auf dem Etikett.

Mindestens ebenso wichtig ist, dass der Apfelessig auf schonende Weise hergestellt wurde. Klare Apfelessige sind stark gefiltert und meist erhitzt worden. Das macht sie zwar länger haltbar, dafür aber wesentlich ärmer an Inhaltsstoffen. Sie enthalten weniger Vitamine, Aromastoffe, Enzyme und vor allem weniger Pektin. Darüber hinaus sind klare Apfelessige häufig mit Konservierungsstoffen wie Schwefel versetzt. Deshalb sollten Sie Ihrer Gesundheit zuliebe nur naturtrübe Produkte erwerben. Die sichtbaren Trübungen und Schwebteilchen sind der beste Beweis dafür, dass diese Flüssigkeit noch Natur pur enthält und nicht, beispielsweise mit Pektinasen behandelt wurde. Pektinasen, sind pektinspaltende Enzyme, die manche Hersteller zusetzen, um das »weniger schön anzuschauende« Pektin herauszufiltern. Nur in naturtrüben Produkten ist es noch reichlich vorhanden. Dass so ein Essig etwas weniger lange hält, sollten Sie dafür ruhig in Kauf nehmen.

Grundrezept zur eigenen Herstellung

Wenn Sie ganz sicher gehen wollen, einen inhaltsreichen und absolut gesunden Apfelessig zur Verfügung zu haben, sollten Sie ihn am besten selbst ansetzen.

• Stellen Sie mit einem Entsafter Apfelsaft her, und füllen Sie ihn mit einem Teil der Rückstände in ein Gefäß. Geben Sie etwas Trockenreinzuchthefe (Fachhandel) dazu und verschließen es mit einem Luftballon. Bei Zimmertemperatur drei bis vier Wochen wegstellen.

• Dann in ein möglichst flaches Gefäß umfüllen, am besten etwas Essigmutter aus dem Fachhandel hinzufügen und nur mit einem Leinentuch abdecken; an einen (stets) warmen Ort stellen und gelegentlich leicht durchschwen-

ken. Nach ca. drei Wochen (Verkosten gibt Ihnen über den Zustand Auskunft) dürfte der Apfelessig fertig sein. Dann wird er gefiltert und abgefüllt.

Der Umwelt zuliebe

In geschichtlicher Zeit war Essig das gebräuchlichste Reinigungs- und Desinfektionsmittel. Mit der Bakterien tötenden Wirkung der Essigsäure hat man früher dieselbe (porentiefe) Reinheit erreicht wie heute mit den chemischen Mitteln. Nur mit einem Unterschied: Essig ist ein Bioprodukt, das in der Natur vollständig abgebaut wird. Viele moderne Waschmittel hingegen enthalten Substanzen wie Salzsäure oder bestimmte Tenside, die in den natürlichen Kreisläufen schwer oder gar nicht abgebaut werden und für lange Zeit eine wirkliche Umweltbelastung darstellen. Würde jemand durchrechnen, wie viele Tonnen dieser extrem aggressiven Reinigungssubstanzen durch den Gebrauch von Essig eingespart werden könnten, würde sich gewiss jeder für den gesunden und umweltschonenden Allzweckreiniger Apfelessig entscheiden, der zudem noch preiswert ist.

Essig löst nicht nur Kalkrückstände, er entfernt auch Flecken, macht Wäsche weich, Gläser

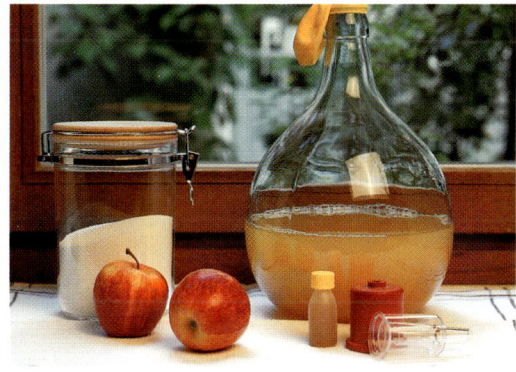

Apfelessig ist ein Naturprodukt und hat eine lange Tradition als sanftes Schönheits- und Heilmittel.

blank, vertreibt üble Gerüche und Schimmel und kann noch vieles mehr. Zu Reinigungszwecken, insbesondere der Wäsche, sollte man jedoch keine naturtrüben, sondern möglichst klare Essige verwenden.

Apfelessig für die Schönheit

Von vielen Schönheiten vergangener Epochen, von Nofretete, Kleopatra oder Lukretia Borgia ist überliefert, dass sie ihre jugendliche Erscheinung, die Geschmeidigkeit ihrer Haare und eine samtweiche Haut regelmäßigen Essigbädern verdankten. Heute, in einer Zeit, da viele mit allergischen Reaktionen auf Kosmetika und mancherlei Waschsubstanzen zu kämpfen haben, stellt Apfelessig wieder eine echte Alternative in der Schönheitspflege dar. Er reinigt, belebt und vitalisiert die Haut, fördert ihre Durchblutung, stabilisiert und regeneriert den Säureschutzmantel und wirkt in einem breiten Spektrum keimtötend. Er bringt Glanz ins Haar, sorgt für gepflegte Hände und Füße und kann auch die Zahnpflege ergänzen, die ein strahlendes Lächeln garantiert. Apfelessig ist als Badezusatz, Haarspülung, Lotion, Packung oder auf vielerlei andere Weise als alternatives Pflegepräparat einsetzbar.

Doch denken Sie daran: Natürliche Schönheit kommt von innen. Das Aussehen und die Ausstrahlung sind zu einem großen Teil von einem gesunden Stoffwechselgeschehen abhängig. Auch hier können Sie mit Apfelessig eine Menge für Ihren Körper tun.

Atem-beschwerden

Was versteht man darunter?

Atemstörungen äußern sich in Atemnot und einem Engegefühl in der Brust oder auch als »Kurzatmigkeit«. So etwas tritt oft anfallsweise und vielfach nachts auf. Auslöser können ein Schock, Angstzustände oder große Freude, ebenso unterdrückte Gefühle sein. Manchmal sind die Störungen auch ein Hinweis auf Atemwegserkrankungen. Dies muss dann eine ärztliche Untersuchung klären. In speziellen Essigkliniken erzielt man mit der Inhalation von Essigdämpfen vor allem bei Erkrankungen der Atemwege, wie z. B. bei leichteren Fällen von Asthma bronchiale, sehr gute Heilergebnisse.

Unser Tip

Atemstörungen werden gelindert, wenn man bereits bei den ersten Anzeichen eine Entspannungstechnik wie z. B. autogenes Training, Yoga oder Qi Gong praktiziert. In der Atemgymnastik, wie sie in vielen Kursen angeboten wird, lernt man den richtigen Umgang mit der Atmung und erreicht, dass sie bei seelischen Belastungen nicht sofort entgleist. Ebenso lässt sich unbewusste Hyperventilation behandeln.

Aufstoßen

Was versteht man darunter?

Aufstoßen wird hervorgerufen, wenn Luft oder Gase aus dem Magen aufsteigen. Diese Luft hat man vorher mit Luftbläschen, die in bestimmten Speisen (Schlagsahne, Eis, Omelette), in kohlensäurehaltigen Getränken oder im Speichel enthalten sind, geschluckt. In gewissem Umfang ist Aufstoßen ganz natürlich. Wenn es häufig auftritt, kann es die Folge einer Magenerkrankung oder nervös bedingt sein. In diesem Fall sollten Sie sich unbedingt an Ihren Hausarzt wenden.

Unser Tip

Essen Sie langsam und kauen Sie vor allem gründlich und mit geschlossenem Mund. Nehmen Sie lieber mehrere kleine Mahlzeiten am Tag zu sich, und lassen sie das Abendessen öfter ausfallen. Schwer verdauliche Speisen wie Hülsenfrüchte, frisch gebackenes Brot, Paniertes und Gebratenes sollten Sie meiden.

Atemstörungen behandeln mit Apfelessig

Einnahme

Rühren Sie 2 Teelöffel Apfelessig und 1 bis 2 Teelöffel Honig in 1 Glas Wasser. Trinken Sie die Mischung so langsam in kleinen Schlucken oder teelöffelweise, dass Sie dafür etwa 30 Minuten benötigen. Versuchen Sie sich zu entspannen. Wenn die Beschwerden nach 1/2 Stunde nicht nachgelassen haben, trinken Sie ein weiteres Glas.

Inhalieren

Erhitzen Sie Apfelessig und Wasser im Verhältnis 1:1, und inhalieren Sie die aufsteigenden Essigdämpfe bis zu 5 Minuten lang.

Handwickel

Nach einem alten Hausrezept klingen Atembeschwerden schnell ab, wenn man sich mit Apfelessig getränkte Stoffstreifen um die Handgelenke wickelt.

Aufstoßen behandeln mit Apfelessig

Einnahme

Zur Vorbeugung: Trinken Sie 1 Glas Wasser mit 2 Teelöffel Apfelessig vermischt (und nach Belieben mit 1 bis 2 Teelöffel Honig gesüßt) jeweils zu den Mahlzeiten.
Bei akuten Beschwerden: Wenn Sie öfter aufstoßen müssen, nehmen Sie 1 Esslöffel Wasser mit einigen Tropfen Apfelessig ein.

Würzen

Apfelessig macht viele Gerichte bekömmlicher und leichter verdaulich. Er eignet sich besonders gut als Würzmittel für Salate, Gemüse, Eintöpfe, Suppen, Saucen sowie Fisch- und Fleischgerichte.

Blähungen

Was versteht man darunter?

Blähende Lebensmittel wie beispielsweise Hülsenfrüchte, Kohl, Zwiebeln, Rettich oder Milchprodukte erzeugen vermehrt Gase im Verdauungstrakt, die zu einem schmerzhaft aufgetriebenen Leib führen können. Auch bei Personen, die regelmäßig zu viel essen, bilden sich verstärkt Verdauungsgase infolge von Fäulnis- und Gärprozessen im Darm. Wenn Sie über einen längeren Zeitraum hinweg unter einem Blähbauch leiden, sollten Sie unbedingt vom Arzt klären lassen, ob nicht ernsthaftere Ursachen dafür vorliegen.

Unser Tip

Wer zu Blähungen neigt, sollte Nahrungsmittel, die zu einer vermehrten Gasbildung anregen, nach Möglichkeit vermeiden. Wenn Sie aber trotzdem nicht ganz darauf verzichten möchten: Blähende Speisen werden leichter verdaulich, wenn Sie beim Kochen einfach einen Schuss Apfelessig hinzufügen. Aber nicht nur bei bestehenden Beschwerden, auch als Prophylaxe hat sich Apfelessig bewährt. Wer regelmäßig Apfelessig einnimmt, beeinflusst seine Darmverhältnisse günstig und beugt damit Blähungen wirksam vor. Ein weiterer positiver Effekt ist eine Förderung der Speichelproduktion.

Blasen- entzündung

Was versteht man darunter?

Die Ursache von Blasenentzündungen sind Bakterien (meistens Escherichia coli), die über die Harnröhre bis in die Blasenwand wandern. Die Symptome einer Blasenentzündung sind ständiger Harndrang sowie Schmerzen beim Wasserlassen. In manchen Fällen kommt es auch zu heftigen Unterleibskrämpfen.

Unser Tip

Trinken Sie viel, um die Erreger aus der Blase zu schwemmen. Am besten geeignet sind spezielle Nieren-Blasen-Tees, Kräuter- und Früchtetees (möglichst ungesüßt), Mineralwasser und verdünnte Frucht- und Gemüsesäfte. Apfelessig können Sie bei akuten Erscheinungen und zur Vorbeugung verwenden. Er verursacht eine Ansäuerung des Harns, wodurch die Entwicklung von Bakterien vermieden wird.

Blähungen behandeln mit Apfelessig

Einnahme

Bei akuten Beschwerden: Trinken Sie 1 Glas Apfelessigwasser mit Honig in kleinen Schlucken. Verdauung und Stoffwechselgeschehen werden angekurbelt, Fäulnisbakterien bekämpft.
Bei chronischen Beschwerden: Nehmen Sie 5 Minuten vor dem Essen 1 Esslöffel Wasser mit einigen Tropfen Apfelessig ein. Diese Mischung sollten Sie eine Weile im Mund behalten, ehe Sie sie hinunterschlucken. Hilfreich ist auch, täglich morgens 1 Glas Wasser mit 2 Teelöffel Apfelessig und 1 bis 2 Teelöffel Honig kurmäßig über einen längeren Zeitraum zu trinken.

Umschläge

Tränken Sie bei starken Beschwerden ein Leinentuch mit heißem Wasser, dem 1/2 Tasse Apfelessig beigefügt wurde. Das Tuch auswringen und auf den Leib legen. Wenn es abkühlt, den Umschlag erneuern.

Blasenentzündung behandeln mit Apfelessig

Einnahme

Bei akuten Beschwerden: Trinken Sie zu jeder Mahlzeit 1 Glas Wasser mit 2 Teelöffel Apfelessig (nach Belieben mit 1 bis 2 Teelöffel Honig), mindestens 4 Wochen lang.
Bei chronischen Beschwerden: Nehmen Sie am besten vorbeugend für einige Zeit kurmäßig jeden Morgen 1 Glas Wasser mit 2 Teelöffel Apfelessig und 1 bis 2 Teelöffel Honig ein.

Sitz- oder Vollbad

Fügen Sie 1 bis 2 Tassen Apfelessig einem Sitz- oder Vollbad zu. Diese Anwendung wirkt schmerzlindernd und antibakteriell.

Bluterguss, blaue Flecke

Was versteht man darunter?

Bei einem Bluterguss sammelt sich Blut im Unterhautzellgewebe, die betreffende Stelle schwillt an und verfärbt sich rötlichblau. Die Ursache ist meist ein Stoß oder Schlag, eine Verstauchung oder Verrenkung. Blutergüsse sind zwar schmerzhaft, sehen aber oft schlimmer aus, als sie eigentlich sind. Mittels durchblutungsfördernder Maßnahmen erreicht man, dass sich das angestaute Blut rascher wieder verteilt und die Schwellung zurückgeht. Nur wenn dem Bluterguss eine ernstere Verletzung, ein Knochenbruch etc., zugrunde liegt, muss man damit zum Arzt.

Unser Tip

Das verletzte Körperteil sollte möglichst ruhig gestellt und hoch gelagert werden. Umschläge mit Arnikatinktur (erhältlich in der Apotheke) fördern den Heilungsprozess und lindern den Schmerz. Auch Kälte (z. B. in Form von Eisbeuteln) hilft, da sie die Blutverteilung begünstigt und abschwellend wirkt.

Brandwunden

Was versteht man darunter?

Wenn Hitze über 50°C, heiße Gase bzw. Flüssigkeiten oder extreme UV-Strahlung auf die Haut einwirken, kommt es zu Verbrennungen oder Verbrühungen. Bei Verbrennungen ersten Grades rötet sich die Haut, sie spannt und juckt und beginnt sich schließlich abzulösen. Verbrennungen zweiten Grades äußern sich in Schmerzen und wässrigen Brandblasen, die von selbst wieder abheilen. Bei Verbrennungen dritten Grades regeneriert sich die Haut nicht mehr von selbst, da das Gewebe zerstört ist. Hier ist sofort notärztliche Behandlung angezeigt.

Unser Tip

Verbrennungen ersten und zweiten Grades kann man selbst behandeln, wenn sie bei Kindern nicht größer als ein Zehnpfennigstück, bei Erwachsenen nicht größer als ein Markstück sind.
Erste Hilfe: Kühlen Sie die Brandwunde 15 bis 30 Minuten unter fließend kaltem Wasser. Das stoppt den Verbrennungsprozess im Gewebe.

Bluterguss und blaue Flecke behandeln mit Apfelessig

Umschläge	Verrühren Sie Apfelessig mit Salz zu einer Paste, die Sie auf ein Leinentuch streichen. Machen Sie damit einen Umschlag. Ist der Brei getrocknet, wiederholen Sie die Anwendung. Legen Sie ein Leinentuch in sehr kaltes Wasser mit 1 bis 2 Tassen Apfelessig (oder essigsaurer Tonerde). Leicht auswringen und auf den Bluterguss legen, darüber kommt ein Frottiertuch. Sobald das Leinentuch sich erwärmt, den Umschlag erneuern.
Kompresse	Vermischen Sie 1/4 Liter Apfelessig mit 1 Teelöffel Salz. Tränken Sie damit einen Wattepad, und pressen Sie ihn leicht auf den blauen Fleck. Ist die Kompresse trocken, Vorgang wiederholen.

Brandwunden behandeln mit Apfelessig

Direkte Anwendung	Gießen Sie umgehend unverdünnten Apfelessig über die Brandwunde, oder legen Sie ein mit Essig getränktes Tuch darauf. Kleine Brandwunden verheilen so normalerweise narbenfrei. Bei einem Sonnenbrand reibt man betroffene Stellen vorsichtig mit einer Mischung aus Apfelessig und kühler Buttermilch ein.
Sprühflasche	Füllen Sie Apfelessigwasser (Mischverhältnis 1:2) in eine Sprühflasche, und sprühen Sie die verbrannten Hautstellen mehrmals täglich damit ein.
Vollbad	Bei Sonnenbrand wirkt ein lauwarmes Bad mit 1 Tasse Apfelessig als Badezusatz schmerzlindernd. Anschließend vorsichtig trockentupfen.

Chronische Erschöpfung

Was versteht man darunter?

Von einem chronischen Erschöpfungssyndrom spricht man erst, wenn ein Betroffener über mehrere Monate hinweg den Zustand ständiger Müdigkeit und Ermattung, oft auch in Verbindung mit Depressionen, auszuhalten hat. In so einem Fall ist eine ärztliche Untersuchung beispielsweise auf Eisenmangel, eine Blutkrankheit, Hepatitis, Schilddrüsen- oder Lungenfunktionsstörungen dringend anzuraten. Nicht selten ist ein Mangel an Kalium, Magnesium, Eisen, Vitaminen etc. die Ursache, oder auch Verdauungsstörungen, was die Verwertbarkeit solcher Vitalstoffe im Organismus beeinträchtigt.

Unser Tip

Achten Sie auf eine ausgewogene, vitamin- und mineralstoffreiche Ernährung. Wichtig ist außerdem, den Tag nicht mit einem stark zuckerhaltigen Frühstück zu beginnen. Besser geeignet sind hochwertige Getreideflocken mit frischen Früchten und Milch oder Joghurt.

Entschlackung

Was versteht man darunter?

Über- und Fehlernährung, übermäßige Zufuhr von Giftstoffen, z. B. in Form von Umwelt- oder Genussgiften, chronische Darmträgheit sowie Bewegungsmangel können die Ausscheidungsorgane des Körpers überfordern und dazu führen, dass sie ihren Aufgaben nur noch unzureichend nachkommen. In der Folge sammeln sich Rückstände aus dem Stoffwechselgeschehen in den Gewebszellen, im Blut, im Verdauungstrakt und in den Gelenken an. Dies kann vielerlei körperliche und geistige Probleme hervorrufen. Während einer Entschlackungskur werden alle Ausscheidungssysteme zur Ausleitung von Giftstoffen angeregt. Dies geschieht z. B. durch Schwitzen, Heilfasten, entwässernde und blutreinigende Maßnahmen.

Unser Tip

Entschlackend wirkt bereits, wenn Sie zwei Tage auf jede feste Nahrung verzichten. Trinken Sie jedoch mindestens täglich drei Liter, und bewegen Sie sich viel.

Chronische Erschöpfung behandeln mit Apfelessig

Einnahme

Trinken Sie mindestens 2 bis 3 Monate lang morgens in kleinen Schlucken 1 Glas Wasser mit 2 Teelöffel Apfelessig und 1 Teelöffel Honig.

Massage

Verdünnen Sie Apfelessig mit Wasser im Verhältnis 1:3, gießen Sie nach und nach etwas von der Mischung in die Hand, und reiben Sie ihren Körper damit ab. Hinterher sollten Sie sich nicht abtrocknen, sondern die Flüssigkeit vollständig in die Haut einziehen lassen.

Vollbad

Nehmen Sie 2 bis 3-mal pro Woche ein Essigaktivierungsbad. Geben Sie auf 1 Wanne ca. 1/4 Liter Apfelessig. Während des 10- bis 15-minütigen Bades sollten Sie kräftig inhalieren.

Entschlacken mit Apfelessig

Einnahme

Trinken Sie jeden Morgen während einer Fasten- oder Entschlackungskur 1 Glas Wasser mit 2 Teelöffel Apfelessig. Stärker wirkt Apfelessig mit Honig und Molke. Mischung und Anwendung wie beim normalen Apfelessig.

Gurgeln

Geben Sie 1 bis 2 Teelöffel Apfelessig auf 1 Glas Wasser, und gurgeln Sie vor dem Zähneputzen. Das kurbelt die Giftausscheidung über die Schleimhäute des Mund- und Rachenraums an.

Vollbad

Nehmen Sie ab und zu ein Schwitzbad mit 1/4 Liter Apfelessig auf 1 Wanne Wasser. Massieren Sie sich unter Wasser mit einer Bürste oder einem Luffahandschuh kräftig von Fuß bis Kopf.

Erschöpfungs- zustände

Was versteht man darunter?

Erschöpfung nach einer anstrengenden Leistung oder nach einer Krankheit ist ganz normal und kann mit ausgiebigem Ausruhen behoben werden. Oft sind Erschöpfungszustände aber auch Anzeichen für eine falsche Lebens- und Ernährungsweise, z. B. einer mangelhaften Zufuhr von Vitaminen und Mineralstoffen. Wer dem natürlichen Ruhebedürfnis ständig mit Kaffee, Nikotin, Aufputschmitteln oder Arbeit (»workaholic«) entgegensteuert, fühlt sich bald immer irgendwie erschöpft. Manchmal sind Erschöpfungszustände auch Ausdruck körperlicher Defekte wie eingeschränkte Herz-, Lungen- oder Darmfunktion. Ein Besuch beim Arzt könnte die mögliche Ursache aufdecken.

Unser Tip

Neben Apfelessiggetränken eine Zeit lang verstärkt kaliumhaltige Lebensmittel wie Meeresalgen, Avocados, Rosinen, Datteln, Brokkoli, Bananen, Sellerie und Linsen zu sich nehmen.

Fieber

Was versteht man darunter?

Als Fieber bezeichnet man eine Körpertemperatur über 38 °C. Fieber ist keine Krankheit an sich, sondern Symptom einer Erkrankung, meist einer Infektion. Durch das Fieber versucht der Organismus, eingedrungene Erreger abzuwehren. Fieber beschleunigt den natürlichen Heilungsprozess, unterstützt die Abwehrkräfte und verringert die Ansteckungsgefahr. Wenn leichtes Fieber andauert oder bei höherem Fieber sollte stets ein Arzt zugezogen werden. Denn Fieber kann auch auf schwere nichtinfektiöse Krankheiten hindeuten.

Unser Tip

Bei Fieber verliert der Körper durch das Schwitzen viel Flüssigkeit – und mit ihr lebensnotwendige Mineralsalze. Ein Mangel an Mineralstoffen führt aber rasch zu einem Abbau der Muskulatur und zu körperlicher Schwäche. Bei Fieber also viel trinken, am besten mit Mineralwasser verdünnte Obst- und Gemüsesäfte sowie Gemüsebrühen.

Erschöpfungszustände behandeln mit Apfelessig

Einnahme

Trinken Sie über einen längeren Zeitraum täglich 1 bis 2-mal 1 Glas Wasser mit 1 bis 2 Teelöffel Apfelessig und 1 Teelöffel Honig. Bei akuter Erschöpfung stündlich 1 Glas trinken.

Massage

Massieren Sie den Körper mit Apfelessigwasser (Mischverhältnis 1:3). Fangen Sie bei den Füßen einschließlich der Fußsohlen an, und massieren Sie in Richtung Herz. Zum Schluss nicht abtrocknen, sondern mit den Händen trockenreiben.

Kompresse

Bei ermüdeten Augen empfiehlt es sich, auf die Lider jeweils einen Wattepad, der in Apfelessig getränkt wurde, zu legen. Vor dem Öffnen der Augen gut mit warmem Wasser abspülen.

Fieber behandeln mit Apfelessig

Einnahme

Trinken Sie mehrmals täglich 1 Glas Mineralwasser mit 1 bis 2 Teelöffel Apfelessig. Sie können das Getränk eventuell auch mit etwas Honig süßen. Das Apfelessigwasser führt Mineralstoffe zu und wirkt keimtötend.

Wadenwickel

Tauchen Sie 2 Leinentücher in kaltes Apfelessigwasser (im Mischverhältnis 2:1), wringen Sie sie aus, und wickeln Sie sie um die Unterschenkel. Darüber kommt jeweils ein trockenes Handtuch. Anschließend gut mit einer Decke zudecken. Nach 1/2 Stunde können Sie die Wadenwickel dann abnehmen. Sie sollten mindestens 30 Minuten ruhen, ehe Sie den Vorgang – wenn noch nötig – wiederholen.

Fußpilz

Was versteht man darunter?

Wenn die Haut an den Füßen rissig wird, brennt oder sich Bläschen bilden, handelt es sich meistens um Fußpilz. Der auf der Haut lebende Organismus, der für den Fußpilz verantwortlich ist, liebt es warm und feucht. Daher wird Fußpilz durch schwitzende Füße begünstigt, wie man sie von Socken mit Synthetikbeimischung bekommt. Oder wenn man mit bloßen Füßen in Schuhen aus Plastik oder Gummi läuft. Werden nach dem Baden die Zehenzwischenräume nicht richtig getrocknet, ist dies ebenfalls ein guter Nährboden. Fußpilz ist äußerst hartnäckig. Eine Behandlung wird bestimmt vier Wochen in Anspruch nehmen. Und wenn die genannten Bedingungen wieder erfüllt sind, nistet sich der Pilz rasch erneut ein.

Unser Tip

Desinfizieren Sie bei jedem Schwimmbadbesuch Ihre Füße mit dem dafür vorgesehenen Sprühgerät, und tragen Sie stets Badesandalen, außer wenn sie im Wasser sind. Laufen Sie möglichst oft barfuß, damit Luft an die Füße kommt. Ihre Füße danken es Ihnen, wenn Sie mehrmals am Tag die Schuhe und damit auch die Absatzhöhe wechseln.
Bevorzugen Sie bequeme Schuhe aus Leder und Socken aus Naturfasern.

Gelenkschmerzen

Was versteht man darunter?

Bei einem Gelenkrheumatismus schmerzen bestimmte Gelenke ohne dass eine Verletzung vorliegen würde. Ursachen sind meist Entzündungen innerhalb der Gelenke (Arthritis), beispielsweise durch eingedrungene Erreger. Doch auch Abnutzungen, Verschleißerscheinungen oder Überlastungen der Gelenke können zu starken Schmerzen führen (Arthrosen).

Unser Tip

Eiskalte Umschläge (Eiswürfel) lindern eher Beschwerden, die auf eine entzündliche Arthritis zurückgehen, wogegen warme Umschläge eher bei Arthrosen angezeigt sind. Ein kalt-warm Vergleich kann Ihnen bei der Selbstdiagnose helfen.

Fußpilz behandeln mit Apfelessig

Fußbad

Nehmen Sie mindestens 2-mal täglich ein Fuß-bad. Geben Sie 1 Tasse Apfelessig und 1/2 Tasse Salz auf 1 Liter warmes Wasser. Salz wirkt schweißbindend und macht die Füße aufnahme-bereit für die desinfizierende Essigsäure. Baden Sie die Füße jeweils 5 bis 10 Minuten lang.

Kompresse

Betupfen Sie die betroffenen Stellen mehrmals täglich mit einem Wattepad, den Sie mit purem Apfelessig getränkt haben. Das kühlt, lindert den Schmerz und den Juckreiz.

Wäschezusatz

Weichen Sie getragene Socken und Strümpfe zuerst 1/2 Stunde in Apfelessigwasser ein, bevor Sie sie in die Kochwäsche geben.

Wichtig!
Fahren Sie mit allen Maßnahmen noch fort, auch wenn sich die Symptome schon gebessert haben.

Gelenkschmerzen behandeln mit Apfelessig

Einnahme

Bei chronischen Beschwerden: Sie sollten über einen längeren Zeitraum 3-mal täglich 1 Glas Wasser mit 1 bis 2 Teelöffel Apfelessig und 1 Teelöffel Honig zu den Mahlzeiten trinken. Sobald eine Besserung eingetreten ist, kann die Dosis auf 1 Glas des Getränks am Morgen redu-ziert werden.
Bei akuten arthritischen Beschwerden: Mehrere Stunden hintereinander 1-mal stündlich 1 Tee-löffel Apfelessig auf 1 Glas Wasser einnehmen. Sie können ab und zu etwas Honig zugeben.

Hämorrhoiden

Was versteht man darunter?

Hämorrhoiden – schätzungsweise jeder dritte Erwachsene leidet darunter – zählen zu den Volkskrankheiten. Unter Hämorrhoiden versteht man knotenförmige Erweiterungen der Venen am Darmausgang. Sie können stark jucken, brennen, schmerzen, gelegentlich auch bluten. Meist ist eine erbliche Disposition (z. B. eine Bindegewebsschwäche) dafür vorhanden. Auch eine ballaststoffarme Ernährung und eine vorwiegend sitzende Lebensweise sind ursächlich für Hämorrhoiden. Durch Pressen und Drücken beim Stuhlgang (bedingt durch einen zu harten Stuhl aufgrund falscher Ernährung), durch Übergewicht oder in der Schwangerschaft werden die Venen zusätzlich belastet.

Unser Tip

Faserreiche Nahrung (z. B. Vollkornprodukte, Obst, Gemüse, eingeweichtes Dörrobst) in Verbindung mit viel Flüssigkeit reguliert die Verdauung. Durch regelmäßige Bewegung wird das Bindegewebe gekräftigt und das Stoffwechselgeschehen angekurbelt. Wer zu Hämorrhoiden neigt, sollte außerdem stets sein Körpergewicht kontrollieren.

Hände

Was versteht man darunter?

Unsere Hände sind – wie unser Gesicht – täglich den schädlichen Umwelteinflüssen ausgesetzt. Dabei ist die Haut am Handrücken auch noch besonders dünn und deswegen stärker anfällig. Und an den Händen lässt sich unwiderruflich das Alter ablesen, nicht zuletzt an den so genannten Altersflecken, das sind Farbveränderungen der Haut durch Pigmentierung. Deshalb ist eine regelmäßige und sorgfältige Pflege der Hände besonders wichtig.

Unser Tip

Beginnen Sie mit der Pflege bei der Reinigung. Zum Händewaschen empfiehlt es sich, milde Seifen zu verwenden. Auch die Temperatur ist wichtig: Waschen Sie die Hände zunächst mit nicht zu heißem Wasser, und spülen Sie sie dann mit kaltem Wasser ab. Anschließend die Hände stets mit einer Lotion eincremen.

Hämorrhoiden behandeln mit Apfelessig

Direkte Anwendung	Tränken Sie einen Pad mit reinem Apfelessig, und legen Sie ihn auf die schmerzenden Knötchen. Dies hat eine zusammenziehende (adstringierende) Wirkung. Pad und Apfelessig sollten Sie zuvor kurz ins Eisfach legen.
Waschung	Fügen Sie kaltem Wasser (Eiswürfel) einige Esslöffel Apfelessig hinzu, und führen Sie regelmäßig Waschungen damit durch. Das stillt den Schmerz und desinfiziert. Auch Waschungen nach jedem Toilettengang mit kaltem Wasser und etwas Apfelessig beugen Hämorrhoiden vor.
Einnahme	Nehmen Sie kurmäßig 1-mal im Jahr für 6 bis 8 Wochen regelmäßig ein Getränk aus Apfelessig und Mineralwasser ein. Das unterstützt die Hämorrhoidenbehandlung von innen.

Handpflege mit Apfelessig

Pflegeöl	Rissige Hände werden mit diesem Hautöl wieder glatt und geschmeidig: Mischen Sie Apfelessig mit Olivenöl im Verhältnis 1:1. Mit diesem Pflegeöl sollten Sie Ihre Hände nach jedem Waschen und auch vor dem Zubettgehen eincremen.
Handlotion	Altersflecken verschwinden oder werden zumindest blasser, wenn Sie eine Kur mit folgender Handlotion durchführen: Verdünnen Sie 2 Teelöffel Apfelessig mit 1 Teelöffel Zwiebelsaft, den Sie leicht mit dem Entsafter herstellen können. Tragen Sie die Mischung täglich abends auf, und lassen Sie sie über Nacht einwirken.

Halsschmerzen

Was versteht man darunter?

Halsschmerzen sind in der Regel mit Schluckbeschwerden, Heiserkeit, Brennen, einem geröteten, entzündeten Rachen, gereizten Schleimhäuten und einem Engegefühl im Hals verbunden. Starke Halsschmerzen werden meist von Viren oder Bakterien verursacht. Handelt es sich um eine Streptokokkeninfektion, kommen Sie um die Einnahme von Antibiotika wahrscheinlich nicht herum. Oft kündigt sich durch Halsschmerzen eine Erkältung oder eine Grippe an. Die Schmerzen können auch durch verrauchte oder zu trockene Heizungsluft oder durch langes, lautes Sprechen bzw. Schreien hervorgerufen werden.

Leichtere Halsschmerzen werden durch volksmedizinische Heilmethoden wirksam gelindert. Essigsäure hat bereits in einer schwachen Konzentration von nur zwei Prozent eine stark keimtötende Wirkung und zerstört beispielsweise Eitererreger wie Staphylokokken binnen 25 Minuten.

Vor allem wenn Halsschmerzen die Begleiterscheinung einer Erkältung sind, können sie sehr effektiv mit Inhalationen – auch mit Apfelessig – bekämpft werden. Die Dämpfe erreichen auch tief in die Atemwege eingedrungene Bakterien. Außerdem regen sie die Lungendurchblutung an und wirken schleimlösend.

Auch das Gurgeln ist ein altbewährtes Hausmittel gegen Halsschmerzen.

Wenn Sie mit Apfelessigwasser gurgeln, sollten Sie ruhig zwischendurch öfter einen kleinen Schluck davon trinken, um mehr Tiefenwirkung zu erlangen.

Unser Tip

Wer häufig unter Halsschmerzen und verschleimten Atemwegen zu leiden hat, sollte regelmäßig Kuren mit Salbeetee durchführen. Denn Salbei wirkt antibakteriell und antiseptisch. Darüber hinaus stärkt Salbei die Abwehrkräfte, die während einer Erkältung besonders stark gefordert sind. Für einen Salbeitee geben Sie etwa drei Esslöffel Salbeiblätter in einen Liter kaltes Wasser. Erhitzen Sie die Mischung, und lassen Sie sie drei Minuten kochen. Anschließend brauchen Sie den Sud nur noch abseihen – fertig! Trinken Sie den Tee über den Tag verteilt, am besten kurmäßig drei bis vier Tage lang. Sie können den heilsamen Tee auch mit ein bis zwei Teelöffel Honig süßen.

Halsschmerzen behandeln mit Apfelessig

Inhalieren

Mischen Sie Wasser und Apfelessig zu gleichen Teilen, und erhitzen Sie die Mischung. Atmen Sie nun die aufsteigenden Dämpfe etwa 3 bis 5 Minuten lang ein.

Einnahme

Bereiten Sie einen Sirup aus 1/4 Tasse Apfelessig und 1/4 Tasse Honig. Nehmen Sie alle 3 bis 4 Stunden 1 Teelöffel davon ein. Vor der Einnahme sollten Sie den Sirup jeweils noch einmal gut durchrühren.

Gurgeln

Mischen Sie 1 Teelöffel Apfelessig mit 1 Glas Wasser. Nehmen Sie einen Mund voll, und gurgeln Sie damit. Sobald die Beschwerden nachlassen, sollten Sie nur noch alle paar Stunden gurgeln.

Halswickel

Stellen Sie einen Brei aus Obstessig und Heilerde her, und verteilen Sie ihn auf einem Leinentuch. Das Tuch um den Hals wickeln. Ist die Masse trocken, können Sie den Vorgang wiederholen. Schluckbeschwerden werden so gelindert. Oder Sie tränken ein Leinentuch mit Apfelessigwasser, wringen es aus und wickeln es sich um den Hals. Darüber kommt ein Frottiertuch. Wenn das Leinentuch trocken ist, können Sie den Wickel erneuern.

Heiltee

Übergießen Sie 1 Esslöffel Kraut von weißem Andorn mit 1/2 Liter kochendem Wasser. Lassen Sie den Tee etwa 4 Minuten lang ziehen, und seihen Sie ihn dann ab. Anschließend würzen Sie ihn mit 1 Teelöffel Honig, 1 Prise Cayennepfeffer und 1 Teelöffel Apfelessig. Trinken Sie den Tee 1 bis 3-mal täglich heiß.

Hautausschläge

Was versteht man darunter?

Juckende und brennende Hautflächen können manchmal auf aggressive Substanzen in Seifen, Shampoos, Badezusätzen und in Hautlotionen zurückgehen. Sie entziehen der Haut die natürlichen Fette, stören den Säureschutzmantel und hinterlassen Rückstände, die die Haut reizen. Solche Produkte sollten Sie nach Möglichkeit meiden. Verwenden Sie statt dessen für die tägliche schonende Hautpflege seifenfreie Waschlotionen, alkalifreie Shampoos und unparfümierte Badezusätze. Schwieriger wird es bei Kontaktekzemen oder Nesselfieber, die ebenfalls Hautausschläge genannt werden. Sie gehören zu den allergischen Erkrankungen und gehen meistens auf eine Überempfindlichkeit gegenüber bestimmten Stoffen wie Hausstaub, Blütenpollen oder Nickel zurück. Aber auch Arzneimittel, die UV-Strahlen der Sonne oder bestimmte Nahrungsmittel können eine Allergie auslösen. Zu solchen Lebensmitteln zählen beispielsweise Zitrusfrüchte, Nüsse, Sellerie und Erdbeeren sowie Milch, Eier, Fisch und vor allem Schaltiere. Ein Arzt sollte klären, welcher Stoff die Überreaktion des Immunsystems (Allergie) ausgelöst hat. In der Folge kann der Kontakt mit den allergieauslösenden Substanzen (Allergenen) vermieden werden. Lässt sich das nicht bewerkstelligen, lindern Antihistaminika die Symptome. Bisweilen ist es ratsam, so genannte Desensibilisierungsmaßnahmen einzuleiten.

Unser Tip

Versuchen Sie den Schmerz bei Ekzemen durch Anwendungen mit Heilerde (in der Apotheke oder im Reformhaus erhältlich) zu lindern. Als hilfreich haben sich besonders kalte Lehmwickel und Bäder mit weißem Ton erwiesen. Nach diesem Bad sollten Sie den Ton nach Möglichkeit nicht abtrocknen, denn er kann so den Feuchtigkeitspegel Ihrer Haut erhalten. Auch Bäder mit Eichenrinde beruhigen die Haut bei entzündlichen Ausschlägen. Die ätherischen Öle von Kamille und Melisse eignen sich sowohl für Umschläge als auch als Badezusatz für lauwarme Vollbäder bei Nesselfieber. Um die Reinheit dieser Aromaöle zu gewährleisten, sollten Sie sich am besten beraten lassen. Wiederholen Sie die jeweilige Anwendung so lange, bis die juckenden Quaddeln verschwunden sind.

Hautausschläge behandeln mit Apfelessig

Direkte Anwendung

Geben Sie die Eierschalen von 3 Eiern in ein Schraubglas, und übergießen Sie sie mit 1/8 Liter Apfelessig. Verschließen Sie das Glas, und stellen Sie es 2 bis 3 Tage an einen dunklen Ort. Die Essigsäure löst die Eierschalen auf. Nur das Häutchen bleibt übrig und wird entfernt. Schütten Sie etwas von dieser Flüssigkeit in die Hand, und tragen Sie sie mehrmals täglich auf die juckenden Hautstellen auf. Diese Tinktur wirkt antiallergisch und desinfiziert gleichzeitig.

Badezusatz

Verwenden Sie 1 Tasse Apfelessig als Badezusatz für ein Vollbad. Das beruhigt die Haut und reguliert den angegriffenen Säureschutzmantel. Zudem werden der Haut Mineralstoffe, vor allem Kalium zugeführt. Diese sind besonders wichtig, da Hautausschläge oft auf einen Mangel an Mineralstoffen zurückzuführen sind.

Massage

Duschen Sie die juckenden Hautstellen mit kaltem Wasser ab. Das aktiviert die körpereigenen Abwehrkräfte. Trocknen Sie sich anschließend vorsichtig ab. Verdünnen Sie Apfelessig mit Wasser im Verhältnis 3:1, und massieren Sie die Lösung in die Haut ein. Am besten von Kopf bis Fuß, immer in Richtung zum Herz hin massieren. Trocknen Sie sich nicht ab, sondern lassen Sie die Flüssigkeit einziehen.

Einnahme

Ein intaktes Immunsystem ist besonders wichtig, um gegen Allergene gewappnet zu sein. Führen Sie deshalb eine 2- bis 3-monatige Apfelessigkur durch. Verrühren Sie dazu 2 Teelöffel Apfelessig und 1 bis 2 Teelöffel Honig mit 1 Glas Wasser, und trinken Sie die Mischung täglich am Morgen.

Heuschnupfen

Was versteht man darunter?

Unter Heuschnupfen versteht man eine Allergie gegen bestimmte Blütenpollen. Diese werden von vielen Arten von Gräsern und Sträuchern während der Blütezeit verströmt. Die Symptome des Heuschnupfens sind die eines gewöhnlichen Schnupfens: laufende Nase, Niesreiz, tränende und gerötete Augen. Wer »seine Pollen« kennt, kann sich über die tägliche Pollenflugvorhersage im Radio informieren und danach seine Aktivitäten im Freien ausrichten.

Unser Tip

Heuschnupfen gilt als eine Einsteigerkrankheit, d. h. ein Teil der Heuschnupfenkranken bekommt später Asthma bronchiale o. Ä. Daher sollte Heuschnupfen ärztlich behandelt werden. Hyposensibilisierungen sind bei Pollenallergie sehr erfolgreich. Zur Prophylaxe ist es sinnvoll, Stressfaktoren einzudämmen. Bemühen Sie sich vor allem im Alltag um ausreichende Ruhephasen, oder machen Sie sich mit Entspannungstechniken vertraut.
Zur Zeit der Gräser und Baumblüte sollte man sich als Allergiker wenig im Freien bewegen.

Husten

Was versteht man darunter?

Husten ist der Versuch des Körpers, Fremdstoffe, Staub, Rauch, Schleim oder Krankheitserreger aus der Lunge bzw. den Atemwegen zu befördern. Problematisch wird Husten immer dann, wenn er sich chronisch verfestigt, da dies mit den Jahren zu einer Lungenblähung führen kann. Bei einigen Hustenformen sollten Sie sich aber unbedingt möglichst bald in ärztliche Behandlung begeben. Dazu gehören z. B. trockener Reizhusten, Husten mit eitrigem oder blutigem Auswurf und lang andauernder Husten.

Unser Tip

Vor dem Schlafengehen hat sich eine Tasse heiße Milch mit Honig bewährt. Auch heißer Tee aus Apfelschalen (zehn Minuten ziehen lassen) und andere Hustentees aus dem Reformhaus können helfen. Die Zufuhr von Wärme, z. B. in Form von Brustwickeln, die mit erhitztem Apfelessigwasser getränkt sind, erleichtert die Schleimlösung.

Heuschnupfen behandeln mit Apfelessig

Einnahme

Beginnen Sie mit der Therapie bereits 2 Wochen vor Beginn der Heuschnupfenzeit. Trinken Sie morgens und abends jeweils 1 Glas Wasser mit 2 Teelöffel Apfelessig und 2 Teelöffel Honig. Trinken Sie die Mixtur so lange, bis die Blütezeit jener Pflanzen vorüber ist, die bei Ihnen allergieauslösend ist. Dadurch werden auch die Abwehrkräfte gestärkt.

Inhalieren

Mischen Sie Apfelessig und Wasser im Verhältnis 1:1, erhitzen Sie die Mixtur, und inhalieren Sie die Dämpfe etwa 5 Minuten lang.
Diese Therapie empfiehlt sich bei sehr starken Schnupfensymptomen, da die Dämpfe schleimlösend wirken und darüber hinaus die Lungendurchblutung angeregt wird.

Husten behandeln mit Apfelessig

Inhalieren

Erhitzen Sie Apfelessig und Wasser (Verhältnis 1:1). Breiten Sie ein Handtuch über Gefäß und Kopf, und inhalieren Sie bis zu 5 Minuten lang.

Einnahme

Stellen Sie einen Sirup aus 1/2 Tasse Honig und 3 bis 4 Teelöffel Apfelessig her. Nehmen Sie 6 Teelöffel davon über den Tag verteilt ein. Oder Sie verrühren pulverisierte Süßholzwurzel aus dem Reformhaus mit Apfelessig und Honig, bis ein dickflüssiger Sirup entsteht. Bis zu 6 Teelöffel kann man täglich davon einnehmen. Wer nachts vom Husten geweckt wird, kann es mit einem Schluck Apfelessigwasser mit Honig oder dem Essig-Honig-Sirup versuchen.

Insektenstiche

Was versteht man darunter?

Jeder kennt wohl die juckenden Schwellungen, die Mücken und Stechfliegen manchmal als Abschiedsgruß auf unserer Haut hinterlassen. Solche Stiche sind in aller Regel harmlos. Anders verhält es sich mit Bienen-, Wespen- oder Hornissenstichen, die sehr schmerzhaft sein können. Aber keine Angst: Bis zu 20 oder noch mehr Einstiche kann jeder Erwachsene verkraften. Nur für Allergiker kann schon ein einziger Stich dieser Insekten lebensgefährlich sein. In einem solchen Fall sind dann ambulante oder stationäre Maßnahmen zur Desensibilisierung dringend anzuraten.

Unser Tip

Wenn Sie eine Zecke an sich entdecken, unbedingt entfernen! Zecken können gefährliche Infektionskrankheiten wie z. B. Hirnhautentzündungen übertragen. Ersticken Sie erst die Zecke mit ein paar Tropfen Nagellackentferner, Öl oder Paraffin. Dann mit einer Pinzette vorsichtig herausdrehen und mit etwas Apfelessig desinfizieren. Wenn sich großflächige Rötungen bilden sollten, muss ein Arzt aufgesucht werden.

Kopfschmerzen

Was versteht man darunter?

Kopfschmerzen gehen in der Regel auf Störungen des Blutflusses im Kopfbereich zurück. Bei Migräne nimmt man an, dass sich die Gefäße verkrampfen oder erschlaffen. Oft werden seelische Spannungszustände für derartige Störungen verantwortlich gemacht, aber auch schlechte Luft, Alkoholmissbrauch, Übermüdung, Verdauungsstörungen, prämenstruelle Probleme, Wetterfühligkeit oder Erkältungen. Heftige und immer wiederkehrende Kopfschmerzen müssen ärztlich untersucht werden. Ihnen können organische Schäden zugrunde liegen.

Unser Tip

Ein einfaches Mittel gegen Kopfschmerz ist Barfußlaufen im taunassen Gras oder im Schnee. Das kurbelt die Durchblutung kräftig an und löst Blockaden. Ersatzweise können Sie es mit eiskalten Fußbädern versuchen. Ein Spaziergang an der frischen Luft hilft zusätzlich.

Insektenstiche behandeln mit Apfelessig

Direkte Anwendung

Gießen Sie Apfelessig auf die Einstichstellen, oder betupfen Sie sie mit einem Tuch, das mit Apfelessig getränkt ist. Das desinfiziert und lindert den Juckreiz. Am besten wirkt es, wenn Sie gekühlten Apfelessig verwenden oder einen Eiswürfel in das getränkte Tuch wickeln. Diese Maßnahmen haben sich auch als Soforthilfe nach der Berührung mit den Tentakeln einer Nesselqualle bewährt.

Als wirksame Prophylaxe gegen Insekten empfehlen sich Einreibungen mit Apfelessigwasser oder purem Apfelessig. Das hält die Plagegeister eine Zeit lang fern.

Vollbad

1/4 Liter Apfelessig als Badezusatz hält Insekten eine Weile von Ihrer Haut ab.

Kopfschmerzen behandeln mit Apfelessig

Einnahme

Wer häufig unter Spannungskopfschmerz oder Migräne leidet, kann es mit einer Kur versuchen. 2 bis 3 Monate jeden Morgen 1 Glas Wasser mit 1 bis 2 Teelöffel Apfelessig einnehmen.

Inhalieren

Bei aufkommendem Kopfschmerz können Sie Wasser und Essig (Verhältnis 1:1) erhitzen und die Dämpfe bis zu 5 Minuten lang inhalieren.

Direkte Anwendung

Reiben Sie Stirn und Schläfen mit etwas unverdünntem Apfelessig ein, oder legen Sie sich ein in Apfelessig getränktes Tuch auf die Stirn oder in den Nacken. Das Tuch und den Apfelessig zuvor kurzzeitig ins Eisfach legen.

Krampfadern

Was versteht man darunter?

Krampfadern sind geschwollene, erweiterte Venen, die unmittelbar unter der Haut liegen und oft sehr schmerzhaft sein können. Es handelt sich dabei um Venen mit geschwächten Venenklappen, die ihrer Aufgabe, das Blut zum Herz zurückzutransportieren, nur noch unzulänglich nachkommen. Die Unterschenkel sind dafür besonders anfällig, weil sie vom Herz am weitesten entfernt sind. Für Krampfadern gibt es eine erbliche Disposition (allgemeine Bindegewebsschwäche). Ungewöhnliche Belastungen des Blutumlaufs wie Übergewicht, eine Schwangerschaft, eine vorwiegend sitzende Lebensweise oder anhaltendes Stehen bringen die Krankheit dann zum Ausbruch.

Unser Tip

Die Stauung des Blutrücklaufs in den Unterschenkeln löst sich auf, wenn man die Beine möglichst oft hoch legt. Das angestaute Blut fließt so zum Herz zurück. Eine ähnliche Wirkung erzielt man durch Stützstrümpfe. Doch auch durchblutungsfördernde Sportarten wie z. B. Schwimmen haben eine vorbeugende Wirkung.

Magen-Darm-Beschwerden

Was versteht man darunter?

Erreger, die sich in verdorbenen Lebensmitteln oder verseuchtem Wasser verbergen, können Magen-Darm-Beschwerden wie Erbrechen oder Durchfall sowie schmerzhafte Leibkrämpfe hervorrufen. Wenn die Symptome nach zwei Tagen nicht wieder abklingen, bei Fieber oder Blut im Stuhl kann es sich um etwas Ernsthafteres handeln. Kleinkinder, ältere Menschen, aber auch solche mit chronischer Immunschwäche sollten nach dem Genuss verdorbener Lebensmittel sofort den Arzt aufsuchen.

Unser Tip

Durchfälle gehen immer mit einem Flüssigkeitsverlust einher, wobei leicht ein Mangel an Salzen und Mineralstoffen entstehen kann. Zur Vorbeugung einer Dehydration muss daher viel getrunken werden, z. B. Tee (gesüßt) und Gemüsebrühe. Auf feste Nahrung sollte man am ersten Tag verzichten.

Krampfadern behandeln mit Apfelessig

Direkte Anwendung

Waschen Sie täglich vor dem Schlafengehen und gleich nach dem Aufstehen die Unterschenkel mit unverdünntem Apfelessig ab. Nicht abtrocknen, sondern die Flüssigkeit eintrocknen lassen. Wenn eine Neigung zu Krampfadern in der Familie bekannt ist, sollten Sie dies vorbeugend tun.

Wassertreten

Füllen Sie eine kleine Wanne mit kaltem Wasser. Dies sollte Ihnen bis zum Knie reichen. Gießen Sie 1/4 Liter Apfelessig hinzu. Treten Sie nun im Wasser etwa 1 bis 2 Minuten auf der Stelle. Anschließend sollten Sie sich am besten nicht abtrocknen, sondern mit nassen Füßen in Baumwollsocken schlüpfen, noch ein zweites Paar dicke Socken darüber anziehen und die Füße eine Zeit lang hoch legen.

Magen-Darm-Beschwerden behandeln mit Apfelessig

Einnahme

Trinken Sie als wirksame Prophylaxe nach dem Essen 1 Glas Wasser mit 2 Teelöffel Apfelessig. Bei Beschwerden, die auf verdorbene Lebensmittel oder verseuchtes Wasser zurückzuführen sind, mischen Sie 1 Teelöffel Apfelessig mit 1 Glas Wasser. Nehmen Sie alle 5 Minuten 1 Teelöffel davon ein. Dann sollten Sie ein zweites Glas zubereiten und alle 5 Minuten 2 Teelöffel davon schlucken, anschließend ein drittes. Glas, von dem Sie pro Viertelstunde 1 Schluck trinken sollten. Zur Weiterbehandlung sollten Sie noch 2 bis 3 Tage nach Abklingen der Beschwerden zu jeder Mahlzeit 1 Glas Apfelessigwasser mit 1 bis 2 Teelöffel Honig einnehmen.

Muskelkater

Was versteht man darunter?

Muskelkater entsteht durch eine Überanstrengung der Muskulatur. Dabei kommt es einerseits zu mikrofeinen Verletzungen der Muskelzellen. Andererseits werden Stoffwechselschlacken, insbesondere Milch-, Kohlen- und Phosphorsäure nicht schnell genug abtransportiert und sammeln sich im Muskelgewebe. Beides erzeugt Schmerzen, die erst nach Stunden, bzw. am nächsten Tag auftreten. Bei starken Beschwerden sollte man den Muskeln eine Erholungspause gönnen, leichter Muskelkater bessert sich rasch, wenn man sich bewegt. Einfache Dehnübungen sind besonders empfehlenswert.

Unser Tip

Um Muskelkater zu vermeiden, sollten Sie auf plötzliche ungewohnte sportliche Anstrengungen verzichten. Steigern Sie Ihre körperliche Leistung allmählich, und verlängern Sie die Aufwärmphase entsprechend. Sofort nach dem Training ist eine Lockerung der Muskulatur ratsam. Hierfür empfiehlt sich beispielsweise ein heißes Bad oder ein Saunagang.

Nasenbluten

Was versteht man darunter?

Ein Schlag auf die Nase oder zu heftiges Schnäuzen können Äderchen in der Nase platzen lassen, und es kommt zu Nasenbluten. Das ist relativ harmlos und die Blutung ist meist rasch gestillt. Wenn Nasenbluten häufig auftritt oder mit den üblichen Hausmitteln nicht zu stoppen ist, muss ein Arzt aufgesucht werden. Nasenbluten kann auf eine Störung im Bereich der Nebenhöhlen, auf Bluthochdruck, Arterienverkalkung, Bluterkrankheit, Geschwüre in der Nase, bestimmte Mangelerscheinungen, auf Gefäß-, Nieren- oder Herzerkrankungen hindeuten.

Unser Tip

Bei Nasenbluten sollten Sie sich aufrecht hinsetzen oder hinstellen. Atmen Sie entspannt durch den Mund. Legen Sie sich nicht auf den Rücken, und beugen Sie den Kopf nicht nach hinten. Kalte Umschläge oder ein Eisbeutel im Nacken verengen die Blutgefäße und wirken blutstillend.

Muskelkater behandeln mit Apfelessig

Vollbad

Geben Sie 1 bis 2 Tassen Apfelessig ins Badewasser. Massieren Sie nun unter Wasser Ihren Körper, entweder mit der Hand, mit einer Bürste oder einem Luffahandschuh. Nach dem Abtrocknen können Sie besonders schmerzende Muskeln mit purem oder verdünntem Apfelessig einreiben.

Umschlag

Tränken Sie ein Leinentuch mit Apfelessig, streuen Sie etwas Cayennepfeffer darauf, und umwickeln Sie die schmerzende Stelle damit. Nach 15 Minuten können Sie den Umschlag wieder abnehmen.

Einnahme

Wer öfter Waden- oder Muskelkrämpfe hat, sollte kurmäßig mindestens 4 bis 8 Wochen lang ein Apfelessig-Wasser-Gemisch mit Honig trinken.

Nasenbluten behandeln mit Apfelessig

Tamponade

Rollen Sie etwas Watte oder ein sauberes Tuch aus Stoff oder Papier zu einer Tamponade zusammen. Tränken Sie diese mit purem Apfelessig, und führen Sie sie in das blutende Nasenloch ein. Nun drücken Sie kurz mit Daumen und Zeigefinger die Nasenflügel immer wieder leicht zusammen. Erst wenn die Blutung aufgehört hat, sollten Sie die Tamponade vorsichtig wieder herausziehen.

Einnahnme

Bei häufigem Nasenbluten empfiehlt sich eine Apfelessigtrinkkur über mindestens 6 Wochen. Nehmen Sie täglich zu den Mahlzeiten 1 Glas Wasser mit 1 bis 2 Teelöffel Apfelessig und 1 bis 2 Teelöffel Honig ein.

Nervöse Störungen

Was versteht man darunter?

Nervöse Störungen äußern sich durch Appetitlosigkeit, Herzrasen oder Schweißausbrüche und entwickeln sich im Extremfall sogar zu regelrechten Angstzuständen. Nicht jeder kann ein so dickes Fell haben, dass ihn nervliche Anspannungen, wie z. B. beruflicher Stress, kalt lassen. So ist es oft nur möglich, innere Unruhe durch eine generelle Umstellung der Lebensweise in den Griff zu bekommen. Nervöse Störungen können jedoch ebenso auf einen Mangel an Mineralstoffen oder zu wenig körperliche Bewegung hinweisen.

Unser Tip

Stärken Sie Ihr Nervenkostüm, indem Sie Entspannungstechniken wie Qi Gong, Yoga oder autogenes Training erlernen. Entsprechende Kurse werden heute an vielen Volkshochschulen angeboten. Versuchen Sie, regelmäßige Pausen in Ihren Tagesablauf einzuplanen, und achten Sie auf eine ausgewogene Ernährung.

Nierensteine

Was versteht man darunter?

Nierensteine sind grieß- oder steinartige Ablagerungen in den Nierenkelchen oder -becken. Ist der Stein, der meist aus Kalziumverbindungen besteht, schon sehr groß, bereitet er dem Patienten oft heftige Schmerzen. In diesem Fall kann nur noch ein Arzt weiterhelfen. Gründe für die Bildung von Nierensteinen sind u. a. Stoffwechselstörungen oder eine verringerte Harnausscheidung. Glücklicherweise ist die Zertrümmerung eines Blasen- oder Nierensteins für die moderne Medizin heute kein großes Problem mehr. Oft kann so auch ein operativer Eingriff ganz vermieden werden. Die stark harntreibende Wirkung von Apfelessig kann dazu beitragen, einen sich bildenden Nierenstein aufzulösen.

Unser Tip

Nehmen Sie täglich viel Flüssigkeit (mindestens drei Liter) zu sich. Am besten eignen sich hierfür Mineralwasser, Kräutertees und verdünnte Fruchtsäfte ohne Zuckerzusatz. Vermeiden Sie möglichst kalziumreiche Nahrungsmittel, zu denen vor allem Milch und Milchprodukte zählen.

Nervöse Störungen behandeln mit Apfelessig

Einnahme

Nehmen Sie jeden Morgen 1 Glas Wasser mit 1 bis 2 Teelöffel Apfelessig und 1 bis 2 Teelöffel Honig zu sich. So können Sie einen möglichen Mangel an Mineralstoffen ausgleichen.

Fußbäder

Wechselfußbäder sorgen, abends angewendet, für einen erholsamen Schlaf. Baden Sie Ihre Füße in 38 bis 40 °C warmem Wasser. Wechseln Sie nach 5 Minuten für 5 bis 20 Sekunden in kaltes Wasser mit 1/2 Liter Apfelessig.

Massage

Für einen entspannten Start in den Tag können morgendliche Massagen mit verdünntem Apfelessig hilfreich sein.

Nierensteine behandeln mit Apfelessig

Einnahme

Geben Sie 2 Teelöffel Apfelessig in 1 Glas Wasser und nehmen Sie diese Mischung jeden Morgen zu sich. Zusätzlich sollten Sie mit 1 bis 2 weiteren Gläsern pro Tag die Behandlung unterstützen. Je nach Geschmack können Sie das Getränk mit etwas Honig süßen.

Tee

Den bei Nierenbeschwerden so großen Flüssigkeitsbedarf können Sie beispielsweise mit Kräutertees abdecken. Fügen Sie 1 Tasse Tee 1 bis 2 Teelöffel Apfelessig bei.

Bäder

Entspannend und schmerzlindernd bei einer leichten Nierenkolik wirken warme Voll- oder Sitzbäder. Als Badezusatz bietet sich hier Apfelessig an.

Ohrenschmerzen

Was versteht man darunter?

Schwere Mittelohrentzündungen, Verletzungen innerhalb des Ohres, Gehörgangsfurunkel und Geschwulste gehören in die Hand eines Arztes. Ohrenschmerzen, die von einem Ohrpropf, einem Schwimmerohr oder einer Erkältung herrühren, können Sie eventuell selbst erfolgreich behandeln. Ein Ohrpfropf ist eine übermäßige Schmalzansammlung im äußeren Gehörgang. Wird der Pfropf nass, kann er aufquellen und Druckschmerzen hervorrufen. Beim Schwimmerohr treten Entzündungen im Ohr auf, die von Erregern herrühren, die mit dem Wasser eingedrungen sind. Ähnlich verhält es sich mit erkältungsbedingten Ohrenschmerzen. Hier gelangen die Erreger allerdings meist über eine Verbindung mit dem Nasen-Rachen-Raum zum Ohr.

Unser Tip

Nach dem Baden oder Schwimmen die Ohren trocknen. Das kann verhindern, dass sich Bakterien im Ohr festsetzen. Beim Reinigen der Ohren sollten Sie nicht mit Gegenständen in den Gehörgang eindringen. Sie könnten sonst Schmalzansammlungen tiefer ins Ohr schieben.

Schlafstörungen

Was versteht man darunter?

Ein Erwachsener benötigt täglich sieben bis acht Stunden Schlaf, weniger ist auf Dauer extrem gesundheitsschädlich. Die Ursachen für Schlafstörungen – z. B. ein überreiztes Nervensystem, psychische Belastungen, Bewegungsmangel oder übermäßiger Genuss von Alkohol, Nikotin oder Koffein – sollten deshalb so schnell wie möglich gefunden und bekämpft werden.

Unser Tip

Ein festes Einschlafritual beugt Schlafstörungen vor. Das Unterbewusstsein wird dadurch auf Schlaf programmiert. So ein Ritual umfasst z. B., dass man täglich etwa zur gleichen Zeit schlafen geht, zuvor einen Spaziergang macht, das Schlafzimmer gut lüftet, ein Glas heiße Milch mit Honig trinkt, ein Bad nimmt, liest oder beruhigende Musik hört. Aufputschende Aktivitäten oder anstrengenden Sport sollten Sie vor dem Zubettgehen vermeiden.

Ohrenschmerzen behandeln mit Apfelessig

Spülung

Waschen bzw. spülen Sie nach dem Schwimmen die Ohren gründlich mit Apfelessigwasser (Mischverhältnis 1:1).

Ohrentropfen

Träufeln Sie einige Tropfen Apfelessig in das betroffene Ohr. Dann sollten Sie am Ohrläppchen ziehen, um das Eindringen der Flüssigkeit zu erleichtern, und anschließend den Kopf wenden, um sie wieder herauslaufen zu lassen. Wiederholen Sie die Anwendung 1 bis 2-mal täglich, bis sich der Pfropf löst. Er kann nun mit einer Einlaufspritze ausgespült werden.

Bedampfen

Erhitzen Sie Apfelessigwasser (Mischverhältnis 1:1), und bedampfen Sie damit, am besten mit Hilfe einer Trichterspitze, das Ohr 2 bis 3-mal am Tag für einige Minuten.

Schlafstörungen behandeln mit Apfelessig

Einnahme

Nehmen Sie vor dem Zubettgehen 1 Glas Wasser mit 2 Teelöffel Apfelessig und 2 Teelöffel Honig ein. Wenn Sie nachts aufwachen, können Sie noch ein weiteres Glas davon trinken.
Statt des Getränks können Sie auch 2 Teelöffel von einem Sirup, bestehend aus 3 Teelöffel Apfelessig und 1/2 Tasse Honig, verwenden.

Waschung

Mischen Sie warmes oder kaltes Wasser mit 1 Tasse Apfelessig. Waschen Sie jeden Körperteil gemächlich mit einem Waschlappen ab, und trocknen Sie ihn ab, ehe Sie mit der Waschung fortfahren. Kopf und Gesicht aussparen.

Schnupfen

Was versteht man darunter?

Eine wichtige Funktion der Nase ist, die eingeatmete Luft zu befeuchten, da ständig trockene Luft Funktionsstörungen der Lunge auslösen kann. Zu diesem Zweck geben die Drüsen der Nasennebenhöhlen etwa zwei Liter Flüssigkeit pro Tag an die Schleimhäute ab. Dieses Sekret wird durch die wellenförmigen Bewegungen von Flimmerhärchen (Zilien) über die Schleimhäute transportiert. Wenn nun aufgrund einer Erkältung Erreger in den Organismus eindringen, erlahmt die Tätigkeit der Flimmerhärchen. Oder es kommt infolge trockener Heizungsluft zu einer Austrocknung der Schleimhäute. Das Sekret sammelt sich dann in der Nase an, verdickt sich und kann nicht mehr wie sonst über den Rachen abfließen. Es kommt zu einem Schnupfen.

Wenn Schnupfen chronisch wird, kann dies auf einer erblichen Disposition beruhen oder durch Stress bedingt sein. Denn das parasympathische Nervensystem, das die Befeuchtung der Schleimhäute reguliert, reagiert empfindsam auf körperliche und seelische Überlastungen. Unter Umständen wird dadurch vermehrt Nasensekret produziert. Bei chronischem Schnupfen sollte immer ein Facharzt für Hals-Nasen-Ohren-Erkrankungen aufgesucht werden, um eine Klärung der Ursachen zu gewährleisten. Er kann untersuchen, ob nicht Geschwülste oder Fisteln in Nase oder Nebenhöhlen vorliegen.

Unser Tip

Schnupfen und Erkältungen in der kalten Jahreszeit kann man wirkungsvoll mit Hilfe von Abhärtungsmaßnahmen vorbeugen. Dadurch wird das Immunsystem gestärkt. Man erreicht dies beispielsweise durch regelmäßige Saunagänge oder tägliche Bewegung an der frischen Luft – auch bei schlechtem Wetter. Auch Vitamin C aktiviert die Abwehrzellen. Essen Sie daher reichlich Zitrusfrüchte, Sanddorn, Petersilie, grüne Paprikaschoten, Brokkoli und rohes Sauerkraut, denn diese Nahrungsmittel sind wahre Vitamin-C-Bomben. Wasseranwendungen härten ebenfalls ab. Versuchen Sie es mit Wassertreten, ganz einfach zu Hause in der Badewanne, die Sie bis unters Knie mit kaltem Wasser füllen. Auch Wechselduschen haben sich bewährt, wobei Sie dabei stets mit kaltem Wasser abschließen sollten.

Schnupfen behandeln mit Apfelessig

Inhalieren

Mischen Sie Apfelessig und Wasser zu gleichen Teilen (1:1) in einem Topf, und erhitzen Sie diese Lösung. Atmen Sie dann die aufsteigenden Dämpfe etwa 3 bis 5 Minuten lang ein. Halten Sie den Topf am besten auf einem Stövchen warm, und stülpen Sie sich ein Handtuch über den Kopf, damit die Dämpfe nicht entweichen. Anschließend sollten Sie eine Weile ruhen. Nach einer 1/2 Stunde kann die Prozedur wiederholt werden. Durch das Inhalieren wird die Verflüssigung des angestauten Schleims begünstigt.

Einnahme

Wer unter einer chronisch verstopften Nase, verschleimten Nebenhöhlen und häufigen Erkältungen leidet, sollte eine Apfelessigkur durchführen. Dabei sollten Sie mindestens 6 Wochen lang jeden Morgen 1 Glas Wasser mit 2 Teelöffel Apfelessig und 1 bis 2 Teelöffel Honig trinken. Dieser Cocktail wirkt entzündungshemmend und antibakteriell.

Kompresse

Wenn die Nase infolge häufigen Schnäuzens stark gerötet ist, hilft folgendes Hausmittel: Mischen Sie warmes Wasser und Apfelessig im Verhältnis 1:1. Tränken Sie einen Wattepad mit der Flüssigkeit, und legen Sie ihn 5 Minuten lang auf die gerötete Stelle. Wiederholen Sie diese Anwendung mehrmals täglich.

Reinigungslösung

Luftbefeuchter bewahren die Nasen- und Rachenwege vor Austrocknung und beugen so Schnupfen vor. Verwenden Sie destilliertes Wasser mit einigen Tropfen Apfelessig, und reinigen Sie den Behälter des Luftbefeuchters 1-mal wöchentlich gründlich mit Essigwasser.

Schwanger-schafts-beschwerden

Was versteht man darunter?

Schwangerschaftsbeschwerden treten am häufigsten im ersten und letzten Drittel einer Schwangerschaft auf. Der im ersten Drittel morgens auf nüchternen Magen oft aufkommende Brechreiz ist bedingt durch die hormonelle Umstellung. Etwa 50 bis 70 Prozent aller Schwangeren leiden darunter. Aus dem gleichen Grund kommt es vermehrt zu Zahnfleischentzündungen, (Schwangerschaftsgingivitis). Eine veränderte Speichelzusammensetzung in den ersten Schwangerschaftsmonaten kann darüber hinaus die typische »Schwangerschaftskaries« begünstigen. Infolge einer allgemeinen Erschlaffung der Blutgefäße während der Schwangerschaft können sich auch Krampfadern und Hämorrhoiden leichter bilden.
Die im letzten Drittel der Schwangerschaft auftretenden Beschwerden gehen meist auf die stark vergrößerte Gebärmutter zurück. Es kommt zur Dehnung der Bauchhaut, wodurch bei Vielen die typischen Dehnungsstreifen (Striae) entstehen, zunächst bläuliche Streifen am Unterbauch, den Hüften und den Brüsten, die nach der Geburt als weiße Narben zurückbleiben. Bedingt durch die Größe der Gebärmutter entsteht ein zunehmender Druck auf den Magen, die Lungen, das Herz, die Blase und den Mastdarm, was bei einer Reihe von Schwangeren erhebliche Beeinträchtigungen wie Herz- und Atembeschwerden, Magenschmerzen, ständigen Harndrang und Verdauungsprobleme hervorrufen kann.

Unser Tip

Gelüste in der Schwangerschaft sind oft ein Fingerzeig des Körpers, Stoffe aufzunehmen, die er jetzt unbedingt braucht. Schwangere haben oft Heißhunger auf Saures, auf Essiggurken oder Heringssalat, und sie trinken auch Apfelessiggetränke gerne. Biochemiker haben herausgefunden warum: In Apfelessig (und in anderen Essigen) ist ein Stoff namens Pyrrolchinolinchinon enthalten. Dieser Stoff, der mit der Nahrung aufgenommen werden muss, ist vermutlich für die gesunde Entwicklung des Mutterkuchens bedeutsam. Sie sollten daher dem Verlangen nach Saurem in der Schwangerschaft getrost nachgeben.

Schwangerschaftsbeschwerden behandeln mit Apfelessig

Einnahme

Wer täglich morgens während der Schwangerschaft 1 Glas Wasser mit 2 Teelöffel Apfelessig und 1 Teelöffel Honig trinkt, beugt morgendlicher Übelkeit vor. Außerdem werden reichlich Mineralstoffe zugeführt. Wer mag, trinkt im Tagesverlauf noch ein zweites Glas.

Direkte Behandlung

Das tägliche Abtupfen der Brustwarzen mit Apfelessigwasser macht sie widerstandsfähiger. Man beugt so Entzündungen vor, die durchs Stillen entstehen können.

Kompresse

Nach einem alten Hausrezept soll morgendliche Übelkeit gelindert werden, indem man ein Leinentuch mit warmem Apfelessig tränkt und auf den Magen legt, bis das Tuch abkühlt. Dann können Sie den Vorgang wiederholen.

Gurgeln

Gurgeln mit Apfelessigwasser morgens und abends beugt Zahnfleischentzündungen vor und bekämpft Mundgeruch, der aufgrund häufigen Erbrechens entsteht. Putzen Sie die Zähne erst nach dem Gurgeln, damit die Essigsäure auf Dauer nicht den Zahnschmelz angreift.

Massage

Regelmäßige Massagen mit Apfelessig morgens und abends erhöhen die Hautelastizität und beugen so Schwangerschaftsstreifen vor. Mischen Sie dazu Apfelessig und Wasser im Verhältnis 1:3, und reiben Sie den ganzen Körper damit ab. Massieren Sie immer in Richtung Herz. Hinterher sollten Sie sich nicht abtrocknen, sondern die Flüssigkeit in die Haut einziehen lassen. Anschließend können Sie in Unterbauch, Hüfte und Brüste eine Spezialcreme einmassieren.

Schweiß-
ausbrüche

Was versteht man darunter?

Schwitzen dient der Wärmeregulierung des Körpers. Außerdem werden mit dem Schweiß Stoffwechselschlacken und Giftstoffe ausgeschieden. Eine übermäßige Schweißabsonderung aber, die insbesondere nachts auftritt, kann auf eine Überfunktion der Schilddrüse, Lungentuberkulose, chronische Gelenkentzündungen, auf Diabetes mellitus oder eine nervöse Störung hindeuten. Das sollte ein Arzt klären. Auch psychische Erregungs- und Angstzustände, Dauerstress,

Wechseljahrebeschwerden oder starkes Übergewicht gehen oft mit übermäßigem Schwitzen bzw. Schweißausbrüchen einher.

Unser Tip

Auch falsche Ernährung kann übermäßiges Schwitzen hervorrufen. Essen Sie eine Zeit lang weniger Fleisch, besonders Schweinefleisch. Vermeiden Sie Salz, scharfe Gewürze, Bohnenkaffee und (zumindest scharfe) alkoholische Getränke. Geben Sie stattdessen Vollkornprodukten, Fisch, Salat, Obst und Gemüse den Vorzug. Schon nach kürzester Zeit können Sie beobachten, wie positiv Ihr Körper darauf reagiert.

Sodbrennen

Was versteht man darunter?

Sodbrennen, ein Kratzen und Brennen in der Speiseröhre, tritt nach den Mahlzeiten oder nachts auf. Ursache ist der Übertritt von salzsäurehaltigem Magensaft in die Speiseröhre. Bei häufigem Sodbrennen können der obere Magenausgang und die Speiseröhre Schaden nehmen. Sodbrennen kann durch den Verzehr von zu viel Süßigkeiten, fetten Gerichten, Weißwein, Kaffee, Alkohol,

eisgekühlten Getränken oder heißen Suppen ausgelöst werden. Oft genügt es, den Verursacher einfach wegzulassen, und das Sodbrennen tritt nicht mehr auf.

Unser Tip

Soforthilfe bei Sodbrennen kann schon ein Glas kohlensäurefreies temperiertes Wasser darstellen. Auf jeden Fall sollten Sie aufrecht sitzen oder gehen und sich beim Liegen hoch betten. Das erschwert es dem Magensaft, nach oben zu steigen.

Schweißausbrüche behandeln mit Apfelessig

Massage	Wer nachts öfter schweißgebadet aufwacht, sollte vor dem Schlafengehen eine Massage mit Apfelessigwasser machen. Mischen Sie Apfelessig und Wasser im Verhältnis 1:3, und reiben Sie sich von Kopf bis Fuß damit ein. Massieren Sie so lange, bis die Flüssigkeit vollständig in die Haut eingezogen ist.
Einnahme	Sind die Schweißausbrüche auf einseitige oder überreichliche Ernährung, Alkohol- oder Tablettenmissbrauch zurückzuführen, empfiehlt es sich, über längere Zeit 1 bis 3-mal täglich ein Apfelessiggetränk einzunehmen oder eine richtige Entschlackungskur (siehe Seite 18f.) mit Apfelessig zu machen. Beide Anwendungen wirken entwässernd und helfen damit dem Körper bei seiner Entgiftungsarbeit.

Sodbrennen behandeln mit Apfelessig

Einnahme	Chronisches Sodbrennen lässt sich durch eine 2- bis 3-monatige Kur bekämpfen. Trinken Sie dazu 1/2 Glas Wasser mit 1 Teelöffel Apfelessig zu jeder Mahlzeit. Eine wirksame Prophylaxe bietet 1 Esslöffel Wasser mit einigen Tropfen Apfelessig, den Sie unmittelbar nach dem Essen einnehen.
Würzen	Nehmen Sie Apfelessig als Würzmittel in Ihren täglichen Speiseplan mit auf. Machen Sie Salate damit an, und verfeinern Sie damit Saucen, Fisch und Geflügel. Durch den Apfelessig werden Kohlenhydrate, Eiweiße und Fett verdaulich gemacht.

Übergewicht

Was versteht man darunter?

Übergewicht kann Krankheiten verursachen oder auch verschlimmern, z. B. Störungen des Herz-Kreislauf-Systems, arthritische Beschwerden, zu hohe Blutfettwerte, Altersdiabetes, Hämorrhoiden, Krampfadern und Gicht. Auch seelische Probleme gehen oft mit Übergewicht einher. Übergewicht zu bestimmen, ist nicht immer leicht. Von Formeln wie »Normalgewicht = Körpergröße in Zentimeter minus 100 in Kilogramm« ist man mittlerweile abgekommen. Aus-

schlaggebend ist vielmehr das Wohlfühlgewicht, d. h. das Gewicht, mit dem sich der Einzelne körperlich und seelisch am wohlsten und leistungsfähigsten fühlt.

Unser Tip

Ungesundes und dickmachendes Essverhalten entsteht oft bereits in der Kindheit. So machen viele Mütter den Fehler, ihre Kinder mit Süßigkeiten und anderen ungesunden Leckereien zu trösten oder zu belohnen. Kontrollieren Sie Ihr Essverhalten, und versuchen Sie, falsche Ernährungsgewohnheiten nach und nach umzustellen.

Verdauungsstörungen

Was versteht man darunter?

Wenn dem Darm ständig übermäßige oder einseitige Kost zugeführt wird, erschlaffen die Muskeln und Ablagerungen sammeln sich an. Dies bildet einen fruchtbaren Nährboden für Fäulnis- und Gärungsprozesse. Der Darm wird von Bakterien besiedelt, die Verdauungsprobleme, wie beispielsweise Verstopfung, Völlegefühl, Durchfall und Blähungen, auslösen.

Unser Tip

Bei chronischer Verstopfung empfiehlt sich ballaststoffreiche Kost mit viel Obst, Gemüse und Getreideprodukten. Stopfende Lebensmittel wie Schokolade oder in Öl Angemachtes sollten Sie meiden. Bei Durchfällen haben sich geriebene Äpfel besonders bewährt. In manchen Fällen gehen Durchfälle auch auf eine Milchunverträglichkeit zurück. Führen Sie am besten einen Selbstversuch durch, indem Sie zwei Wochen lang möglichst ganz auf Milchprodukte verzichten.

Übergewicht behandeln mit Apfelessig

Einnahme

Wenn Sie 3-mal täglich zu den Mahlzeiten 1 Glas Apfelessiggetränk (eventuell mit 1/2 Teelöffel Honig) trinken, werden sämtliche Stoffwechselvorgänge angekurbelt. Dies sorgt für eine bessere Verdauung, einen höheren Grundumsatz und begünstigt den Abbau von Fetten. Der Sauerdrink füllt den Magen und beugt außerdem einem Heißhunger auf Süßes vor. Ist das persönliche Wohlfühlgewicht erreicht, können Sie zur Figurerhaltung das Apfelessiggetränk weiterhin regelmäßig morgens auf nüchternen Magen einnehmen.

Baden

Wer zum Abnehmen eine Entschlackungskur macht, sollte 2 bis 3-mal pro Woche ein Schwitzbad mit Apfelessig durchführen.

Verdauungsstörungen behandeln mit Apfelessig

Einnahme

Bei länger andauernden Verdauungsproblemen sollten Sie jeden Morgen 1 Glas Wasser mit 1 bis 2 Teelöffel Apfelessig und 1 Teelöffel Honig einnehmen.
Bei Verstopfung erhitzen Sie 2 Tassen Wasser mit 2 Esslöffel Leinsamen. Nach ca. 15 Minuten Kochzeit können Sie die Leinsamen abseihen und 1 Teelöffel Apfelessig hinzufügen. Von dieser Mischung sollten Sie immer abends trinken.

Würzen

Würzen Sie viel mit Apfelessig, und verzehren Sie reichlich in Essig Eingemachtes. Kohlenhydrate, Fette und Eiweiße werden so leichter verdaut und Fäulnisbakterien bekämpft.

Vorzeitige Alterserscheinungen

Was versteht man darunter?

Körper und Geist zeigen mit zunehmendem Alter Abbauerscheinungen. Es handelt sich dabei beispielsweise um ein Nachlassen der Gedächtniskraft, der Seh- und Hörfähigkeit, um stärkeren Haarausfall, knarzende oder schmerzende Gelenke, Altersflecken an den Händen und im Gesicht, Verfärbungen auf den Nägeln u. v. a. m. Manchmal können solche Erscheinungen verfrüht auftreten, in einem Alter, in dem man noch nicht damit rechnen müsste. Die Ursache liegt oft in einem Mangel an Vitalstoffen, insbesondere an Kalium sowie in einer vermehrten Ansammlung von Schlacken und Giftstoffen im Körper. Etwa ein Viertel der älteren Menschen führt dem Organismus viel zu wenig Vitamine und Mineralstoffe zu. Der Grund: mangelnder Appetit, nachlassendes Durstgefühl, Magen- und Verdauungsbeschwerden oder Probleme mit den Zähnen. Ältere Menschen sollten deshalb besonders darauf achten, regelmäßig zu essen. Am besten sind mehrere kleine Mahlzeiten am Tag und ein besonders leichtes Abendessen.

Unser Tip

Über die richtige »Altersernährung« weiß man noch relativ wenig. Fest steht, dass im Alter der Energiebedarf abnimmt – Frauen ab 65 kommen mit 1 700, Männer mit 1 900 Kilokalorien pro Tag aus – der Nährstoffbedarf hingegen bleibt gleich. Ältere Menschen sollten daher kalorienarmen Lebensmitteln mit vielen Nährstoffen den Vorzug geben. Fachleute raten zu einer ausgewogenen Mischkost mit reichlich Kohlenhydraten aus Kartoffeln, Reis und Brot, zu frischem Obst, Gemüse und Salat als Vitalstoffspender, zu sparsamem Umgang mit Fett sowie zu magerem Fleisch, Fisch und Eiern als Proteinspender. Reine Vollwertkost im Alter ist eher umstritten. Manche Wissenschaftler vermuten, dass dadurch Magen und Darm zu stark belastet werden. Vollkornprodukte sollten deshalb der besseren Verdaulichkeit halber stets gemahlen sein.
Eine ausreichende Kalziumversorgung ist besonders wichtig. Dadurch wird Knochenerweichungen vorgebeugt. Aus diesem Grund sollten Sie täglich etwa einen halben Liter fettarme Milch, Buttermilch, Kefir oder Joghurt oder zwei Scheiben mageren Käse verzehren.

Vorzeitige Alterserscheinungen behandeln mit Apfelessig

Einnahme

Eine wirksame Prophylaxe und Hilfe bei bestehenden Alterungserscheinungen bietet eine Apfelessigkur. Lösen Sie 2 Teelöffel Apfelessig und 2 Teelöffel Honig in 1 Glas Wasser auf. Trinken Sie diese Mischung jeden Morgen über einen längeren Zeitraum hinweg, mindestens aber 8 bis 12 Wochen lang.
Wenn Sie feststellen, dass in letzter Zeit verstärkt Alterungserscheinungen aufgetreten sind, sollten Sie das Apfelessiggetränk eine Zeit lang 3-mal täglich zu den Mahlzeiten einnehmen.

Massage

Massagen mit Apfelessigwasser vitalisieren die Haut, machen munter und vertreiben schlechte Laune. Mischen Sie Apfelessig mit Wasser im Verhältnis 1:3, und führen Sie damit täglich eine Ganzkörpermassage durch. Reiben Sie dazu ein Körperteil nach dem anderen mit dieser belebenden Mixtur ein. Hinterher sollten Sie sich nicht abtrocknen, sondern so lange massieren, bis die Flüssigkeit eingezogen ist.

Direkte Anwendung

Stellen Sie mit dem Entsafter frischen Zwiebelsaft her. Mischen Sie 1 Teelöffel davon mit 2 Teelöffel Apfelessig. Tragen Sie diese Tinktur jeden Abend auf die Altersflecken an den Händen auf. Bei einer kurmäßigen Anwendung verblassen die braunen Flecken mit der Zeit. Bei spröden und rissigen Händen hat sich ein Hautöl aus Olivenöl mit Apfelessig bewährt.

Haarspülung

Machen Sie gelegentlich eine Haarspülung mit einer Mischung aus Apfelessig und Wasser. Das belebt die Kopfhaut und verhilft ergrauenden Haaren wieder zu neuer Frische.

Warzen und Hühneraugen

Was versteht man darunter?

Warzen sind bis zu erbsengroße Hautwucherungen, die entweder durch eine Verformung der Hornhautschicht oder durch Viren entstehen. Im letzteren Fall können sie von selbst wieder verschwinden. Hühneraugen gehen in aller Regel auf falsches Schuhwerk zurück. Der verstärkten Belastung, die an manchen Fußstellen auf die Haut einwirkt, versucht der Körper mit einer dickeren Hornhautschicht zu begegnen. Manchmal lösen auch Haltungs- und Gelenkprobleme Hühneraugen aus. Hier kann jedoch nur der Arzt oder eine gezielte Gymnastik weiterhelfen.

Unser Tip

Warzen kann man mit Rizinus-, Knoblauch- oder Teebaumöl behandeln. Zur Vorbeugung von Hühneraugen sollten Sie stets bequeme Schuhe tragen oder Lammwolle zwischen die Zehen schieben, um eine Reibung zu verhindern.

Wundbehandlung

Was versteht man darunter?

Die Blutgerinnungsfähigkeit ist verantwortlich für die Wundheilung. Austretendes Blut verwandelt sich in eine dickflüssige Masse, den Blutkuchen, und verkrustet anschließend. Dieser körpereigene Reperaturvorgang beginnt mit der Herstellung von Thromboplastin. Diese Substanz wirkt mit beim Aufbau von Gerinnungsstoffen und dem Blutklebstoff Fibrin, der dem verkrustenden Blut die faserige Struktur verleiht. Neben einer Reihe von anderen Faktoren spielen bei der Freisetzung von Thromboplastin Kalzium und Kalium eine wichtige Rolle.

Unser Tip

Wenn sich jemand verletzt hat und blutet, ist es am wichtigsten, erst einmal die Blutung durch Abdrücken und Abbinden zum Stillstand zu bringen und einen Verband anzulegen. Besonders bei Biss-, Brand- und Schusswunden sollte auf einen keimfreien Verband geachtet werden. Größere Wunden müssen genäht werden. Kleinere Wunden sollten Sie sofort reinigen.

Warzen und Hühneraugen behandeln mit Apfelessig

Kompresse

Weichen Sie Warzen oder Hühneraugen bis zu 10 Minuten in Wasser mit Spülmittel oder Schmierseife auf. Legen Sie dann einen mit Apfelessig getränkten Pad auf, den Sie mit einem Pflaster festkleben und über Nacht einwirken lassen. Statt des Spülmittels kann man auch Salz verwenden: Tragen Sie mehrmals täglich eine Tinktur aus 1 Esslöffel Salz und 4 Esslöffel Apfelessig auf die betroffenen Stellen auf.

Einnahme

Falls die Warzenbildung auf Stoffwechselstörungen beruht, empfiehlt es sich, über einen längeren Zeitraum hinweg jeden Morgen ein Apfelessiggetränk einzunehmen.

Wundbehandlung mit Apfelessig

Einnahme

Wenn Wunden allgemein schlecht verheilen oder immer stark bluten, sollten Sie vorbeugend 1 bis 3 Gläser Apfelessigwasser (nach Belieben mit je 1 Teelöffel Honig) pro Tag trinken.
Mindestens 4 Wochen vor einer Operation empfiehlt sich die Einnahme von 1 bis 3 Gläsern Apfelessigwasser. Nach einer Verletzung bis zu 5 Stunden hintereinander stündlich 1 Glas Apfelessigwasser trinken.

Desinfektion

Zur Reinigung und Desinfektion von Wunden kann man Apfelessigwasser (am besten mit destilliertem Wasser) oder Apfelessig pur verwenden. Sie können aber auch Mullkompressen, die Sie mit Apfelessig getränkt haben, auflegen bzw. die Wunde damit abtupfen.

Zahnkrankheiten

Was versteht man darunter?

Zu den häufigsten Zahnkrankheiten gehören Karies (Zahnfäule), Zahnfleischentzündung (Gingivitis) und Zahnbettschwund (Parodontose). Sie führen die Liste der Zivilisationskrankheiten an (etwa 99 Prozent der deutschen Erwachsenen leiden an Karies, 95 Prozent haben Zahnfleischprobleme) und sind die häufigste Ursache für Zahnverlust im Alter. Zahnerkrankungen entstehen einerseits durch bakterielle Zahnbeläge, auch Plaques genannt. Diese Bakterien, vor allem Streptokokkenarten, benötigen Zucker zum Überleben, den sie aus zuckerhaltigen Speiseresten in Zahnzwischenräumen gewinnen. Sie produzieren daraus Säuren, die den Zahnschmelz angreifen und mit der Zeit zerstören. Andererseits können Bakterien sich auch zwischen Zahn und Zahnfleisch einnisten und dort Entzündungen verursachen. Diese beiden Arten von Bakterienbefall können nur durch sorgfältige Zahnpflege verhindert werden, denn: Ein sauberer Zahn wird nicht krank. Eine natürliche Spülfunktion im Mund kommt dem Speichel zu. Er hemmt durch seine chemische Zusammensetzung das Bakterienwachstum und bewirkt eine Remineralisierung des Zahnschmelzes, ganz besonders nachts. Leider reduziert sich mit zunehmendem Alter die Speichelmenge. Auch viele Medikamente haben als unerwünschte Nebenwirkung diesen Effekt.

Unser Tip

Zahnkrankheiten kann man nur durch regelmäßige Entfernung von Belägen und Zahnstein vorbeugen. Zähneputzen (am besten) nach jeder Mahlzeit mit fluoridhaltiger Zahnpasta für jeweils zwei bis drei Minuten ist nur der erste Schritt. Tiefenreinigung erzielt man dann mittels Zahnseide, Zwischenraumbürstchen und der Munddusche. Wichtig ist auch die Putztechnik: Bürsten Sie immer von rot nach weiß, also vom Zahnfleisch aus in Richtung Zahn und nicht umgekehrt. Tagsüber kann die Speichelbildung durch zuckerfreie Zahnpflegekaugummis mit Xylit oder Bikarbonat aktiviert werden. Der halbjährliche Zahnarztbesuch dient der Zahnsteinentfernung und Kontrolle der Zähne. Auch beim Kochen können Sie etwas für Ihre Zähne tun: Verwenden Sie einfach grundsätzlich statt normalem Kochsalz Jodsalz, ein stark fluoridhaltiges Speisesalz.

Zahnkrankheiten behandeln mit Apfelessig

Einnahme

Wer unter Karies, Zahnfleischentzündung oder Zahnbettschwund leidet, sollte regelmäßig über einen längeren Zeitraum 1 bis 3-mal täglich 1 Glas Apfelessigwasser zu den Mahlzeiten trinken, um die Speichelbildung anzuregen und den Mundraum zu desinfizieren.

Gurgeln

Tägliches Gurgeln mit Apfelessigwasser wirkt keimtötend und entzündungshemmend. Zudem wird der Kalziumhaushalt verbessert. Mischen Sie 1 Teelöffel Apfelessig mit 1 Glas Wasser, und gurgeln Sie täglich – morgens und abends – mit dieser Lösung. Führen Sie diese Anwendung jedoch vor dem Zähneputzen durch, da die Essigsäure andernfalls mit der Zeit den Zahnschmelz angreifen könnte. Nach dem abendlichen Zähneputzen sollten Sie außer Wasser nichts mehr zu sich nehmen.

Reinigung

Schwenken Sie Ihre Zahnbürste von Zeit zu Zeit in warmem Apfelessigwasser aus, Sie können sie auch einige Minuten darin einweichen. Anschließend die Bürste gut ausschütteln und an der Luft trocknen lassen. Trotz dieser hygienischen Tiefenreinigung sollten Sie sich alle 3 Monate eine neue Zahnbürste leisten.

Mundspülung

Eine intensive Zahnpflege ist die beste Prophylaxe gegen Zahnkrankheiten. Führen Sie deshalb kurmäßig Mundspülungen durch. Verrühren Sie dazu 1 Teelöffel Apfelessig mit 1 Glas Wasser. Spülen Sie mit dieser Mischung morgens und abends den Mund aus. Auf Dauer angewendet, machen diese Spülungen Ihre Zähne wieder strahlend weiß.

Körperpflege

Was versteht man darunter?

Für die richtige Körperpflege ist in erster Linie entscheidend, den natürlichen Zustand der Haut so weit wie möglich zu erhalten. Gesunde Haut ist immer leicht sauer, denn sie ist von einem Schutzfilm, dem Säureschutzmantel, umhüllt. Er entsteht durch die Verdunstungen der Schweißdrüsen, hält die Haut geschmeidig und wehrt vor allem Krankheitserreger ab. Durch Seife, Schaumbäder etc. wird dieser Schutzmantel angegriffen, die Haut trocknet leichter aus und Mikroorganismen können sich ansiedeln. Indem man auf aggressive Reinigungs- und Pflegesubstanzen verzichtet, kann man dem jedoch vorbeugen.

Auch für die Haut gilt: Schönheit kommt von innen. Ungesunde Ernährung wirkt sich negativ auf den Zustand und damit auf das Aussehen der Haut aus. Achten Sie deshalb auf eine ausgewogene Ernährung mit viel Vollkornprodukten, frischem Obst und Gemüse. Auf fette Speisen und scharfe Gewürze sowie Genussmittel wie Alkohol, Koffein und Nikotin sollten Sie nach Möglichkeit ganz verzichten oder sie nur in Maßen genießen.

Unser Tip

Vollbäder mit Kräutern können helfen, Schäden am Säureschutzmantel der Haut zu reparieren. Außerdem tun Sie auch der Seele gut und kommen damit wiederum – von innen heraus – der äußeren Schönheit zugute. Für einen Badezusatz verrühren Sie zunächst einen viertel Liter Apfelessig mit einem viertel Liter Wasser. Geben Sie zwei Hände voll Heilkräuter, Blüten, Blütenblätter oder Wurzeln dazu. Erhitzen Sie diese Mischung nun. Nachdem sie kurz aufgekocht ist, sollte sie bei geschlossenem Topf 15 Minuten ziehen. Dann können Sie die Pflanzenreste abseihen, wobei Sie sie nochmals gut ausdrücken sollten. Den Sud dem Badewasser zugeben. Als Kräuterzusatz sind vielerlei Heilpflanzen geeignet, wie Kamille (entzündungshemmend), Lavendel (beruhigend), Lindenblüten (glättend), Melisse (durchblutungsfördernd), Rosenblüten (gefäßverengend), Thymian (anregend) oder Löwenzahnwurzel (straffend). Empfehlenswert ist das folgende Rezept: Geben Sie die Kräuter in ein Gefäß, und gießen Sie einen halben Liter Apfelessig darüber. Bei 18 bis 20 °C zwei bis drei Wochen ziehen lassen und danach abseihen.

Körperpflege mit Apfelessig

Massage	Verwöhnen Sie Ihre Haut mehmals pro Woche mit einer Ganzkörpermassage. Das macht munter, strafft und verjüngt die Haut. Denn durch den Apfelessig werden Seifenreste gründlich entfernt und gleichzeitig der natürliche Säureschutzmantel der Haut wiederhergestellt. Außerdem wirkt diese Massage desodorierend und kurbelt die Blutzirkulation an. Mischen Sie 1 Esslöffel Apfelessig mit 1 Glas lauwarmem oder kaltem Wasser. Gießen Sie etwas davon in die geöffnete Hand, und reiben Sie nach und nach den ganzen Körper damit ein. Beginnen Sie außen bei den Gliedmaßen, und massieren Sie immer in kreisenden Bewegungen auf das Herz zu. Sie sollten die Flüssigkeit nicht abtrocknen, sondern so lange massieren, bis die Haut alles aufgesogen hat.
Badezusatz	Gießen Sie für ein Vollbad 1 bis 2 Tassen Apfelessig ins Badewasser. Verzichten Sie auf weitere Zusätze. Entspannend wirkt es, wenn Sie Gesicht und Körper während des Badens massieren, indem Sie mit den Händen jede Stelle des Körpers leicht drücken und wieder loslassen. Bäder mit Apfelessigzusatz erfrischen und regenerieren die Haut und den ganzen Menschen.
Fußbad	Wer leicht Fußgeruch bekommt, kann täglich ein Fußbad mit lauwarmem Wasser und 1 bis 2 Tassen Apfelessig nehmen. Das Fußbad sollte am besten 5 bis 10 Minuten dauern.
Deodorant	Körpergeruch wird auf natürliche Weise vorgebeugt, wenn man nach dem Waschen die Achselhöhlen mit einem Tuch ausreibt, das zuvor mit reinem Apfelessig getränkt wurde.

Gesichtspflege

Was versteht man darunter?

Reinigen, Pflegen und Nähren sind die drei Grundpfeiler einer systematischen Gesichtspflege.

Es ist jedoch bei der empfindlichen Gesichtshaut wichtig, den natürlichen Säureschutzmantel nicht zu verletzen. Daher sollten Sie bei der Hautpflege unbedingt schonenden und möglichst naturbelassenen Kosmetikprodukten den Vorzug geben. Die Verwendung von Apfelessig als Grundlage selbst zubereiteter Kosmetika bietet sich hier an, da seine Verarbeitung einfach ist und Sie sich auf seine hautverträgliche Wirkung verlassen können. Als reinigendes Gesichtstonikum hat sich Apfelessig bestens bewährt.

Sie können aber auch nährende Packungen und Cremes mit Apfelessig anrühren. Doch vergessen Sie nicht, dass Schönheit – reine Haut, glänzende Haare, feste Nägel – vor allem auch von innen kommt. Deshalb empfiehlt sich zusätzlich zu allen äußeren Pflegemaßnahmen die tägliche Einnahme eines Apfelessiggetränks. Das kurbelt den Stoffwechsel an, beugt Mangelerscheinungen vor, sorgt für gesunde Darmverhältnisse und pflegt so von innen heraus auch das Äußere.

Unser Tip

So stellen Sie für Ihr Hautproblem ein ganz spezielles Gesichtswasser her: Füllen Sie zwei Hände voll Blätter, Blüten, Kräuter oder zerkleinerter Wurzeln in ein Gefäß aus Glas oder Steingut. Dabei eignen sich Eukalyptusblätter für unreine, Frauenmantelkraut für trockene, Kamillenblüten für normale, Lavendelblüten für fettige, Lindenblüten oder Zitronenmelisse für strapazierte Haut. Gießen Sie einen halben Liter Apfelessig über die Pflanzen, decken Sie diese Mischung ab, und lassen Sie sie bei 18 bis 20 °C an einem dunklen Ort ziehen. Das Gefäß gelegentlich hin- und herschwenken. Nach zwei bis drei Wochen können Sie die festen Bestandteile abseihen und das fertige Gesichtswasser in eine Flasche füllen. Zum Gebrauch mit Wasser verdünnen.

Mischen Sie Apfelessig und Mineralwasser im Verhältnis eins zu eins, und füllen Sie die Mischung in eine kleine, verschließbare Flasche. Geben Sie einige Tropfen dieses Gesichtswassers auf einen Wattebausch, und reinigen Sie morgens und abends Ihr Gesicht damit. Zur Reinigung von fetter, zu Unreinheiten neigender Haut eignet sich auch ein Gesichtstonikum mit etwas Apfelessig.

Gesichtspflege mit Apfelessig

Gesichts-dusche	Füllen Sie Apfelessigwasser (Mischung nach Verträglichkeit) in eine Sprühflasche, und besprühen Sie morgens und abends damit Ihr Gesicht (Augen gut zumachen). Danach nicht abtrocknen, sondern einziehen lassen.
Peeling	Tauchen Sie ein Handtuch in sehr warmes Wasser, wringen Sie es aus, und drücken Sie es 3 Minuten auf das gereinigte Gesicht. Das öffnet die Poren. Nun ein Leinentuch mit Apfelessigwasser (Verhältnis 1:2) tränken, auswringen und auflegen, darüber kommt ein Frottiertuch. Nach 5 Minuten Tücher entfernen und das Gesicht mit warmem Wasser waschen. Mit einem Handtuch kräftig trockenreiben, um abgestorbene Hautschüppchen zu entfernen. 1-mal wöchentlich zur Tiefenreinigung durchführen.
Gesichts-packung	Für reife und müde Haut: Mischen Sie eine Gesichtspackung aus 1 Eigelb, 1 Teelöffel Apfelessig, 2 Esslöffel Distelöl und 1 Esslöffel Papaya- oder Avocadofruchtfleisch. Tragen Sie die Paste auf das gereinigte Gesicht auf, und lassen Sie sie 30 Minuten einwirken. Anschließend mit warmem Wasser abwaschen. Für fette, zu Unreinheiten neigende Haut: Rühren Sie mit dem Mixer eine Packung aus 1 Eigelb, 3 Esslöffel Olivenöl, 1 Teelöffel Apfelessig und 1/4 pürierter Gurke an und tragen Sie die Mischung auf das gewaschene Gesicht auf. Nach 30 Minuten mit warmem Wasser abwaschen. Für ältere, erschöpfte Haut: Rezept und Anwendung wie bei fetter Haut, wobei die Gurke durch 1 bis 2 Esslöffel zerdrückte Aprikose, Banane oder Papaya ersetzt wird.

Haarpflege

Was versteht man darunter?

Eine Kopfhautanalyse ist der erste Schritt zu einer wirksamen Haarpflege. So wird's gemacht: Scheiteln Sie Ihr Haar, und betrachten Sie nun bei gutem Licht – am besten Tageslicht – Ihre Kopfhaut. Testen Sie mit den Fingerspitzen den Zustand der Kopfhaut: Ist sie eher fettig, trocken, reagiert sie empfindlich? Eine vollständig gesunde Kopfhaut darf weder Fett, noch Schuppen oder rote Flecken aufweisen. Machen Sie diesen Test noch an weiteren Stellen Ihrer Kopfhaut. Wenn Sie so Ihren Typ festgestellt haben, können Sie die richtige Pflegeserie für Ihr Haar zusammenstellen.

Apfelessig bietet dabei eine sehr gute Grundlage für Haarwasser und -spülungen. Schon unsere Urgroßmütter wussten, dass Haarspülungen mit Apfelessig Glanz ins Haar zaubern, störrisches Haar bändigen und die Kopfhaut kräftigen. Wenn man die Spülung nach jedem Waschen durchführt, kann dies die Haarfarbe intensivieren und sogar das Grauwerden der Haare hinauszögern.

Manche Haarprobleme, beispielsweise vermehrte Schuppenbildung, Kopfhautjucken, stark fettendes Haar oder Haarausfall, der nicht mit einer Krankheit einhergeht oder anlagebedingt ist, sind auf Mineralstoffmängel zurückzuführen. Die regelmäßige Einnahme, aber auch die äußerliche Anwendung von Apfelessig kann diese Beschwerden oft günstig beeinflussen.

Unser Tip

Wenn Sie Ihre Haare häufig mit stark seifenhaltigen (alkalischen) Shampoos waschen oder zu schnell und zu heiß trocknen, werden Haare und Kopfhaut sehr stark entfettet. Die Spitzen können sich spalten, knicken ein oder brechen gar. Ergebnis davon sind glanzlose und spröde Haare. Um dem vorzubeugen, sollten Sie vorzugsweise schonende Shampoos verwenden und das Haar öfter lufttrocknen lassen.

Verwenden Sie möglichst keine billigen Kunststoffkämme und -bürsten. Schlecht verarbeitete Schweißstellen können die Haarstruktur erheblich beschädigen. Am besten eignen sich Kämme und Bürsten aus natürlichen Materialien wie Holz oder Horn. Zwei bis drei Haarwäschen pro Woche sollten außerdem genügen. Bei sehr empfindlichem Haar weichen Sie am besten auf enthärtetes Wasser aus.

Haarpflege mit Apfelessig

Direkte Anwendung

Kopfjucken: Tränken Sie die Haare mit den Fingern oder einem Kamm mit 1 Glas warmem Wasser, in dem 2 Teelöffel Apfelessig aufgelöst sind.

Schuppen: Erwärmen Sie reinen Apfelessig, und massieren Sie damit die Kopfhaut ein. Wickeln Sie dann die Haare in ein Handtuch, und lassen Sie die Kur 1 Stunde einwirken. Anschließend mit einem milden Shampoo auswaschen. Diese Therapie sollten Sie am besten vor jeder Haarwäsche anwenden.

Haarausfall: Massieren Sie täglich etwas Apfelessigwasser (Verhältnis 1:1) in die Kopfhaut ein.

Haarspülung

Mischen Sie Apfelessig und warmes Wasser im Verhältnis 1:3, und gießen Sie es über das gewaschene und ausgespülte Haar. Anschließend nicht mehr nachspülen.

Haarspülung mit Kräutern

Dunkles Haar: Spülen Sie dunkles Haar mit Rosmarinessig, dann bekommt es mehr Glanz.

Blondes Haar: Eine Aufhellung erreichen Sie durch Anwendung einer Kamillenspülung.

Schuppen: Gegen Schuppen können Sie wirksam mit Brennnesselessig vorgehen.

Kraftloses Haar: Durch eine Salbeispülung erhält das Haar mehr Halt.

Sprödes Haar: Klettenwurzelessig macht das Haar leichter frisierbar.

So stellen Sie die Spülung her: Füllen Sie die Kräuter in ein Glas- oder Steingutgefäß. Gießen Sie 1/2 Liter Apfelessig auf, und decken Sie das Ganze ab. 2 bis 3 Wochen lang bei 18 bis 20 °C an einem dunklen Ort ziehen lassen, gelegentlich hin- und herschwenken. Dann den Sud abseihen – fertig ist die Haarspülung.

Warum mit Apfelessig würzen?

Apfelessig ist der ideale Würzsaft für die gesundheitsbewusste Küche. Sein frisch-fruchtiger, süß-säuerlicher Geschmack rundet viele Gerichte vorzüglich ab und macht sie darüber hinaus sehr bekömmlich.

Nur wenige Tropfen der goldbraunen Flüssigkeit genügen, um Salate aller Art, Saucen und Ragouts, Eintöpfe und Suppen, Fisch und Meeresfrüchte, Wild und Geflügel, Innereien, Gemüse, Fruchtdesserts und Obstsalate zu verfeinern.

Wenn Sie mit Apfelessig kochen, profitieren Sie nicht nur von seinen geschmacklichen, sondern – ganz nebenbei – auch von seinen gesundheitsfördernden Eigenschaften.

Wenn am heimischen Herd einmal etwas nicht gelingt: Es gibt viele Tricks und Tips, wie Sie mit Apfelessig kleinere oder größere Malheure beheben können.

Küchenkniffe mit Apfelessig

• Empfindliches Obst und Gemüse (z.B. Champignons, Birnen, Sellerie) wird an der Luft nicht braun, wenn man es kurz in Apfelessigwasser taucht.

• Versalzene Speisen können Sie manchmal noch retten, indem Sie Apfelessig und Zucker mischen und teelöffelweise dem Gericht hinzufügen, bis Sie das Salz nicht mehr durchschmecken.

• Haben Sie etwas zu stark gezuckert, nehmen Sie der Speise mit ein bis zwei Teelöffel Apfelessig die Süße .

• Lang haftende Gerüche an den Händen, z. B. von Fisch, Zwiebeln oder Knoblauch können Sie vermeiden, indem Sie die Hände vor und nach dem Kontakt mit jenen Lebensmitteln mit verdünntem Essig einreiben.

• Gemüsegerichte von Blumenkohl, Rotkohl oder Schwarzwurzeln behalten durch einen Schuss Apfelessig ihre frische Farbe.

Würzen mit Apfelessig

• Eischnee wird steifer, wenn man beim Schlagen einige Tröpfchen Apfelessig zugibt.

• Eingetrockneten Senf kann man mit einem Schuss Apfelessig und etwas Zucker wieder geschmeidig machen.

Schmackhaftes aus Topf und Pfanne

• So wird Bratenfleisch besonders zart: Mischen Sie Brühe und Apfelessig im Verhältnis 1:1, und lassen Sie das Ganze kurz aufkochen und wieder abkühlen. Dann das Fleisch für einige Stunden darin einlegen, ehe Sie es abtrocknen und wie gewohnt braten.

• Ihre Bratensauce wird feiner, wenn Sie den Bratensatz statt mit Wasser mit einer Tasse Apfelessig loskochen.

• Tomatensaucen und -suppen verfeinert man, indem man in den letzten Kochminuten ein bis zwei Esslöffel Apfelessig beigibt.

• Eine köstliche Salatsauce ergibt folgende Mischung: Apfelessig, Öl, Salz, Pfeffer aus der Mühle, ein Spritzer Maggi und etwas Ahornsirup.

Gesund und fit mit Apfelessig

• Ein Schuss Apfelessig macht Gerichte mit Kohl oder Hülsenfrüchten besser verträglich.

• Mischen Sie Apfelessig mit Wasser und Honig, das ergibt einen kalorienarmen und erfrischenden Gesundheitscocktail.

• Fisch, Kräuter, Gemüse, Hartkäse und Geflügel bleiben länger frisch, wenn man sie jeweils in ein in Apfelessigwasser getränktes Tuch wickelt und so in den Kühlschrank legt.

• Einige Spritzer Apfelessig im Frittierfett bewirken, dass das Frittierte nicht so viel Fett saugt und damit bekömmlicher ist.

Sauber Waschen mit Apfelessig

• So entkalken Sie Ihre Waschmaschine auf biologische Weise: Verrühren Sie Apfelessig zu gleichen Teilen mit Wasser, und geben Sie diese Mischung in das Wasserzulauffach Ihrer Waschmaschine. Lassen Sie dann einmal den Hauptwaschgang bei 95 °C durchlaufen.

• Geben Sie beim Waschen feiner Gewebe (Wolle, Seide, Kunstseide etc.) immer einen Schuss Apfelessig ins letzte Spülwasser. Das macht die Wäsche weich und frischt die Farben auf. Wolle verfilzt nicht so leicht.

• Hartnäckige und ältere Flecken sollten Sie mit Essig und Gallseife einreiben und am besten über Nacht einwirken lassen. Erst dann sollten Sie sie auswaschen.

• Glanzflecken auf Kleidungsstücken bekommt man durch Ausbürsten mit Essigwasser weg.

Ideal als Putzmittel

• Eine Tasse Essig im Wisch- und Putzwasser (Fußböden, Schränke, Backofen, Kühlschrank, Brotkästen, Abfalleimer etc.) wirkt schmutzlösend, beseitigt Fettrückstände, desinfiziert, vertreibt Gerüche, beugt Schimmelbildung vor und bringt Glanz.

• Trinkgläser, Fensterscheiben, Vasen, Brillengläser, Gläser von Aquarien erstrahlen in neuem Glanz, wenn man sie mit Apfelessigwasser reinigt. Der Geruch hält außerdem Insekten eine Weile von den Fensterscheiben fern.

• Stark verschmutztes, fettiges Geschirr (Töpfe, Pfannen, Holzbrettchen, Kochlöffel etc.) werden fett- und geruchsfrei, wenn man eine Tasse Apfelessig ins Spülwasser gibt. Hartnäckige Verschmutzungen sollten Sie eine Zeitlang einweichen lassen.

• Wenn Sie stumpfe Messing- oder Kupfergefäße mit Essig und Salz abreiben, bekommen sie neuen Glanz.

Haushaltstips mit Apfelessig

Nützlich im Haushalt

• Kalkflecken in Töpfen, Blumentöpfen, an Wasserhähnen, Kacheln etc. beseitigt man durch Abreiben mit Apfelessigwasser. Bei starken Verkalkungen nimmt man Essig pur.

• Bürsten, Schwämme, Kämme, Pinsel, Fensterleder, Lockenwickler etc. werden wieder sauber, wenn man sie über Nacht in Apfelessigwasser einweicht.

• Durch Abbürsten von Teppichen mit Essigwasser frischt man die Farben auf und hält Motten fern.

• Gießen Sie von Zeit zu Zeit eine Tasse Essig in die Abflüsse von Dusche, Badewanne und Ausguss. Das vertreibt Gerüche und beugt Verstopfungen vor.

• So lassen sich Tapeten leichter lösen: Verrühren Sie Apfelessig und Wasser im Verhältnis 1:1, und tränken Sie die Tapete mit einem Roller oder Schwamm mit dieser Mischung. Wiederholen Sie den Vorgang so lange, bis sich die Tapete löst.

• Unangenehme Gerüche in Zimmern (Farbe, Rauch, etc.) vertreibt man, indem man eine Schale mit Apfelessig im Zimmer aufstellt.

Apfelessig für Garten und Balkon

• Schnittblumen halten länger durch Zugabe von zwei Esslöffel Apfelessig und zwei Esslöffel Zucker ins Gießwasser.

• Geben Sie einmal die Woche ein bis zwei Esslöffel Apfelessig ins Pflanzengießwasser. Das wirkt wie ein Dünger.

• Apfelessig als natürlicher Insektenschutz: Wenn Sie etwas Apfelessig und Salz ins Gießwasser geben, werden Schädlinge und Schnecken von Salat und Gemüse vertrieben.

• Wischen Sie die Blätter von Zimmerpflanzen ab und zu mit Apfelessigwasser ab. Die Blätter werden staubfrei und glänzend.

Über die Autorin

Margot Hellmiß beschäftigt sich seit vielen Jahren mit Naturheilmethoden, alternativen Therapieverfahren und gesunder Ernährung. Im Südwest Verlag erschienen bereits mehrere erfolgreiche Titel.

Anmerkung der Redaktion

Sie haben es sicher gemerkt, dass wir diesem Buch die neuen amtlichen Rechtschreibregeln zu Grunde/zugrunde gelegt haben.

Hinweis

Das vorliegende Buch ist sorgfältig erarbeitet worden. Dennoch erfolgen alle Angaben ohne Gewähr. Weder Autorin noch Verlag können für eventuelle Nachteile oder Schäden, die aus den im Buch gemachten praktischen Hinweisen resultieren, eine Haftung übernehmen.

Bildnachweis

Südwest Verlag, München: 2, 5, 9, 11 (Christian Kargl), 6 (Michael Nagy)

Impressum

© 1997 Südwest Verlag GmbH in der Verlagshaus Goethestraße GmbH & Co. KG, München
5. Auflage 1998

Projektleitung und Redaktion:
Susanne Garte
Redaktionsleitung und medizinische Fachberatung:
Dr. med. Christiane Lentz
Bildredaktion:
Sabine Kestler
Produktion:
Manfred Metzger
Umschlag:
Manuela Hutschenreiter, München, Till Eiden unter Verwendung eines Fotos von Karl Newedel, München
Layout:
Klaus Lutsch
Satz/DTP:
Mihriye Yücel

Druck und Bindung:
Druckerei Uhl, Radolfzell

Gedruckt auf chlor- und säurefreiem Papier

ISBN 3-517-07513-2